3 7531 0411 3462 9
BIBLIOTHEQUE NATIONALE DE FRANCE

AF299377

FERRET 1975

LETTRES

SUR

LE VITALISME

PAR LE DOCTEUR

PAUL-ÉMILE CHAUFFARD

Médecin en chef des hôpitaux d'Avignon.

PARIS

LIBRAIRIE DE VICTOR MASSON

PLACE DE L'ÉCOLE DE MÉDECINE

MDCCCLVI

LETTRES

SUR

LE VITALISME

AVANT-PROPOS.

—

A la suite d'une discussion académique bien connue , la *Gazette Hebdomadaire de Médecine et de Chirurgie* accueillit de nous une première série de *Lettres sur le Vitalisme*. Le docteur Dechambre , rédacteur en chef du journal, voulut bien répondre à cette brève exposition des principes premiers du Vitalisme tel que nous le concevons, et que nous le croyons légué par la tradition des grands hippocratistes.

Cette réponse donnait à nos lettres une nouvelle valeur : des objections réfléchies, clairement formulées, une contr'exposition doctrinale sont, en matière de philosophie médicale, chose trop rare pour qu'on ne l'estime tout ce qu'elle vaut. On se récrie beaucoup, en effet, contre les médecins qui placent au premier rang les questions de doctrine; un reste de préjugés fait de l'épithète de métaphysicien une sorte d'injure contre eux, et l'on appelle métaphysique tout ce qui n'est pas contemplation directe d'un phénomène, d'un fait tombant sous les sens. Mais si l'on est prompt à décrier, on l'est moins à réfuter. En général on aime peu à examiner et à discuter sérieusement les vérités générales de la science, comme si l'on craignait de remuer alors une terre inconnue, et sur laquelle un travail nouveau pourrait faire germer des moissons nouvelles.

Nous devions donc apprécier hautement l'honneur qui nous était fait, d'autant plus qu'il nous venait d'un de ces esprits éclairés et consciencieux, voués à l'œuvre laborieuse et difficile de suivre et de juger le mouvement scientifique en médecine, de le susciter ou de le réprimer, et accomplissant cette tâche de tous les jours avec un zèle soutenu et un succès mérité. Notre contradicteur, d'ailleurs, se proposait un but qui mérite attention. En effet, tout en repous-sant les erreurs du matérialisme médical, et en acceptant à peu près au faîte de la science les vérités vitalistes, il s'essayait pourtant à sauver en pathologie l'organicisme, comme s'il n'était pas la conséquence directe du dogme matérialiste, et il pensait pouvoir refuser le développement logique des vérités premières acceptées, ne voulant pas que les croyances vitalistes aient, dans la science, le long reten-tissement qui leur est dû. Cet ordre d'idées a plus d'échos qu'on ne le croit dans le monde des médecins; beaucoup de ceux-ci seraient volon-tiers vitalistes pour ces premières et générales affirmations de la science de l'homme vivant, à la condition de demeurer organiciens dans l'établissement de la science de l'homme malade.

Ces articles du rédacteur en chef de la *Gazette Hebdomadaire* nous ont d'abord ramené vers les points contestés de notre exposition. Dans de nouvelles lettres, nous avons fait de ces points une étude plus détaillée, plus assise encore que la première ; nous avons raffermi et complété notre pensée. Puis nous avons examiné la pensée émise en opposition aux enseignements vitalistes ; nous l'avons suivie presque pas à pas dans les développements que lui avait donnés son auteur, nous enquérant librement si les conséquences offertes étaient en rapport réel avec les prémisses, si les unes et les autres constituaient un tout solide et homogène.

Nous destinions ces lettres au Recueil où avaient déjà paru les premières. Mais un travail de philosophie médicale souffre difficilement d'être ainsi publié par morceaux. Le lecteur, même assidu d'un journal, surtout lorsque la périodicité du journal est restreinte, peut-il avoir présent à son esprit une première exposition déjà morcelée, une réponse également divisée en articles séparés, de façon à espérer qu'une nouvelle confirmation de l'exposition première, et que l'examen des idées de la réponse elle-même, puissent être tentés avec profit ? Nous ne le pensons pas ; ce serait lui demander de trop grands efforts d'attention; et ce n'est guère à la lecture d'un journal qu'on est disposé à consacrer le temps et les efforts.

Nous avons donc résolu de réunir en une seule publication nos anciens articles , ceux que le rédacteur en chef de la *Gazette Hebdomadaire* avait bien voulu nous consacrer, et ceux enfin que ces derniers nous avaient suggérés , et sur lesquels nous osons appeler une attention bienveillante et une critique nouvelle inspirée comme la première par le seul amour du vrai. Nous avons estimé que de la sorte on pourrait juger plus sûrement et d'ensemble la doctrine controversée. Nous n'avons pas sans doute tout le public du journal , mais il nous restera pour lecteurs les hommes que ces hautes questions intéressent toujours et qui savent en mesurer l'importance.

Encore un mot sur ce dernier sujet; beaucoup de médecins, je ne l'ignore pas, contestent l'influence légitime des questions de doctrine; et ces médecins se rencontrent à tous les degrés de la science, de l'art et de la profession. Les uns sérieusement livrés au travail et à l'avancement de la science, exerçant, par leur position élevée, une incontestable autorité, posent comme un fait démontré que toutes les études doctrinales et de médecine philosophique sont superflues et vaines, sans utilité pour la science réelle, n'éclairent en rien les faits morbides ni l'art de guérir, et doivent être dédaignées; les autres, en grand nombre, voués uniquement aux labeurs journaliers de la pratique, ne conçoivent nullement comment ils pourraient y être soutenus et guidés par les vérités générales et la philosophie de la science, n'estiment et n'accordent une certaine attention qu'aux travaux qui leur apportent un remède ou une formule nouvelle, ne consultent que les signes physiques des maladies, ne comprennent que la statistique appliquée, acceptent volontiers d'être le jouet de toutes les assertions contraires, mais se refusent aux longues méditations sur la nature vivante, sur ses mouvements ordonnés, ses crises, ses ressources et ses défaillances; en sorte que, trop souvent, savants et praticiens, médecins renommés ou obscurs se rencontrent dans les mêmes sympathies, j'allais dire dans les mêmes préjugés.

Mais une renaissance médicale également éloignée des uns et des autres semble s'opérer et devoir grandir. Certainement tout ce qui parle en son nom ne mérite pas d'être également écouté; bien des amertumes et des envies se cachent sous ce drapeau et le déparent. Cependant des esprits sincères et convaincus ont compris que la science devait être ramenée à la source des vérités premières, des principes évidents ; que ces vérités seulement avaient en elles la vie et la force ; qu'à leur aide on verrait se transformer en actes animés, ayant leur raison d'être et leur fin, l'immense catalogue de phénomènes immobiles et muets dressé par le travail moderne. Ces médecins aspirent à relever le Vitalisme, parce qu'ils ne veulent ni du doute ni d'une confiance aveugle ; ils admirent et étudient par-dessus tout la nature vivante et médicatrice, et cherchent à pénétrer, sous toutes les formes, son activité incessante, tout à la fois mobile et réglée, libre et entravée, spontanée et soumise, salutaire quelquefois par les mêmes moyens qui la rendent funeste, comme funeste aussi par ceux qui la font salutaire. Et ces études ne sont pas seulement à leurs yeux contemplatives, faites pour ennoblir la science et l'esprit qui la cultive; elles sont surtout pratiques, et de mise au lit de chaque malade; elles fournissent les indications, assurent les jugements cliniques, et conduisent aux légitimes déterminations thérapeutiques. La doctrine devient ainsi une lumière fixe et un guide assuré au milieu des obscurités renaissantes.

Mais ces pensées sont sans doute ambitieuses appliquées à un exposé aussi restreint que celui-ci; nous songions involontairement à d'autres travaux en les écrivant. Nos *Lettres sur le Vitalisme* ne concernent, à bien dire, que l'établissement de deux notions, fondamentales il est vrai, celle de la vie et celle de la maladie. Les étendre de là à toute la science de l'homme malade, les faire descendre jusqu'aux moindres faits, est une œuvre bien autrement grande et utile; elle ne saurait être aisément abordée; les efforts d'une ou de plusieurs générations s'y consumeront sans doute. Préparer les voies à cet immense travail en instituant les vérités premières dans toute leur sévérité est le besoin du moment; nous osons y concourir pour si faiblement que ce soit.

LETTRES

SUR LE VITALISME

A MONSIEUR LE RÉDACTEUR EN CHEF DE LA GAZETTE
HEBDOMADAIRE DE MÉDECINE ET DE CHIRURGIE.

I

Monsieur le Rédacteur,

Il est une discussion dont la presse s'est fort occupée,
dont tous les bons esprits ont senti l'importance, et qui,
sous une forme ou sous une autre, à tel ou tel pré-
texte, reparaîtra, captivant de plus en plus l'attention,
passionnant les amis dévoués de la science. Cette
discussion est celle qui s'est fait jour sur le vitalisme
et les doctrines médicales, à l'occasion d'un mémoire
de M. Piorry sur la variole.

Cette faveur, qui vient à des études naguère si aban-
données, tient à bien des causes dont la recherche serait
d'un haut intérêt, mais longue, car elle devrait toucher
à toute l'histoire de la médecine moderne. Toutefois, les
causes de cette renaissance philosophique qui commence

et se continuera, je l'espère, dans l'école de Paris, pourraient se résumer en cette proposition, expression d'un grand fait: C'est que, sous la proscription des études doctrinales, sous l'influence exclusive des travaux anatomiques et anatomo-pathologiques purs, la pratique et la certitude médicales se sont affaiblies; l'inspiration vraie, nette et prompte se fait de plus en plus rare parmi les médecins; les jeunes générations étouffent dans l'horizon tracé autour d'elles par les maitres qui les ont élevées; enfin les fausses sciences et le mensonge se sont démesurément étendus, croissant et fortifiant comme font les mauvaises herbes en un champ abandonné ou de mauvaise culture. C'est pourquoi donc on commence à parler vitalisme, et pourquoi ce mot et les pensées qu'il renferme sont destinés à s'emparer des intelligences qui éprouvent le besoin du vrai.

Mais, hélas! à sa première apparition dans l'Académie, ce mot a été étrangement défiguré, et l'idée qu'il représente travestie. Il ne faut pas s'en étonner, car s'il était réellement compris il entrainerait toutes les convictions; ce mot étant de ceux qui enferment toute une philosophie, tout un monde de vérités. La compréhension entière n'en peut surgir en un moment, ni tout à coup, après un long règne de pensées contraires, mais se développe lentement, successivement, sous des méditations incessantes, et au spectacle de la nature, quand on a appris à la regarder sainement. Bien des

médecins même, à jugement droit et ayant su se dérober
en partie aux mauvais enseignements, ont certainement
en pratique des inspirations et des tendances vitalistes,
mais obscurément, sans en avoir la claire intuition, et
surtout sans pouvoir exposer la philosophie et les dogmes
auxquels ils obéissent.

Cette exposition claire est pourtant une condition essentielle pour régénérer la science. En outre, elle aura
pour avantage de dissiper bien des préjugés facilement
écoutés et acceptés : on a trop longtemps cru qu'être vitaliste, c'était dénigrer et refuser les découvertes de la
science moderne, dédaigner l'anatomie pathologique, la
précision du diagnostic, les explorations organiques
devenues si sûres et si multipliées, les applications des
sciences naturelles et chimiques à la thérapeutique, les
analyses et études microscopiques des produits et des
reliquats morbides, et autres études analogues. Il n'en
est certes rien, et la *Gazette Hebdomadaire de Médecine
et de Chirurgie* me paraît si désireuse de marcher
dans la voie de tous les progrès médicaux, que je lui
crois une haute part dans la mission d'éteindre ces ma-
lentendus, de réconcilier le vitalisme et les travaux modernes qui n'ont jamais été ennemis que de parole, de
vivifier tout ce que nos générations ont accumulé de
recherches solides, d'éléments durables, de donner l'âme
et le mouvement à des débris inanimés, à des décompo-
sitions sans fin qui vont au doute et au néant, et qui

pourraient servir au bien et au vrai, de soumettre enfin tout ce qui a été fait et trouvé sur la matière et la phénoménalité organiques à cet ensemble de notions supérieures qui constitue la philosophie vitaliste, à la fois simple et élevée, modeste et hardie, féconde par dessus tout. Le moment est venu, je crois, d'entreprendre sérieusement cette œuvre : tout y pousse; ce qui s'est dérobé, comme ce qui s'est révélé à l'observation moderne. Ce qui s'est dérobé et perdu, c'est-à-dire la ruine des vérités de doctrine, laisse un vide qui se changerait en abîme s'il n'était comblé; ce qui s'est révélé, c'est-à-dire l'anatomie pathologique devenue grande et forte, montre l'inanité de toutes les fausses tentatives suscitées par ses commencements, l'impossibilité de toutes les prétendues systématisations exclusivement appuyées sur elle. En sorte que, sous ce dernier rapport, on pourrait dire, en imitant une phrase célèbre : Peu d'anatomie pathologique éloigne du vitalisme, beaucoup d'anatomie pathologique y ramène.

Revenir au vitalisme après et par beaucoup d'anatomisme, telle doit être donc la devise de notre École de Paris. Mais il faut surveiller dans ses premiers pas ce mouvement encore incertain, instinctif plutôt que net et décidé. Gardons-nous de dériver à un vitalisme ontologique qui ne ferait que réveiller de vieilles formules et de vieilles hypothèses. La philosophie vitaliste et tout soupçon d'ontologie sont formellement ennemis. Le vita-

lisme, dans ses principes comme dans ses enseignements, repousse tout ce qui est supposition, hypothèse
plus ou moins ingénieuse et voisine de la vérité ;
il est la vérité, le fait réel et positif lui-même, la vie,
en un mot, et non une explication du vrai, du fait et
de la vie. C'est là la démonstration première, l'exposition
majeure à fournir. On ne saurait aboutir à un résultat
utile et fécond qu'en partant de ce point assuré, inébranlable, placé en dehors des conceptions arbitraires. Or,
je ne sais rien de plus mal assis à ce point de vue que les
derniers débats de l'Académie. Le vitalisme était censé
en cause, et je n'ai guère vu agiter que des lam-
beaux de doctrines ou de systèmes ontologiques ; les principes fondamentaux de la philosophie vitaliste ne m'ont
pas paru réellement invoqués, et cependant ils sont la
base sur laquelle devait essentiellement reposer la discussion. Il peut donc être important de les rappeler ; et
ce n'est pas leur obscurité qui les fait trop souvent méconnaître ; mais plutôt leur grande évidence ; ce n'est
pas un grand appareil philosophique qui les dérobe aux
regards, mais plutôt leur extrême simplicité. Me per-
mettrez-vous d'essayer une exposition de ces principes
premiers du vitalisme ? je tâcherai de la rendre aussi
simple que les dogmes auxquels elle a trait, et brève
autant que possible, comme l'exigent les nécessités du
journalisme.

Le vitalisme est la notion qui a pour sujet le fait de la vie, et doit dominer toutes les notions, comme le fait de la vie est supérieur à tous les faits dans la science médicale de l'homme. Ce fait de la vie établit, en effet, le caractère primordial de l'être soumis à notre observation; tous les faits organiques, si complexes qu'ils soient, se passent sous ce fait principe, le particulier, l'accidentel se subordonnant toujours à l'élément nécessaire. La maladie n'est qu'une forme de la vie; la manière dont on interprète celle-ci commande donc l'interprétation de celle-là; il n'est pas de conséquence liée plus étroitement à un principe que la maladie ne l'est à la vie; il n'est pas de notions plus invinciblement unies que les notions qui concernent l'une et l'autre. De même s'entretiennent tous les faits médicaux et toutes les notions médicales; ils sont tous sous la dépendance absolue de l'idée première acceptée sur la vie et la maladie.

On comprend donc avec quelle prudence et quelle sévérité il faut aborder de pareilles notions; combien il faut, en cette matière, se garder d'opinions préconçues, de suppositions arbitraires, d'hypothèses, quelque probables qu'on les juge. Car une hypothèse sur un tel sujet ne peut jamais être la vérité absolue; descendant ensuite de ce fait culminant, elle va toujours grandissant, finit par envelopper la science entière et par la façonner à son image propre, au lieu de la livrer expression fidèle des faits et de la nature. Comment arriver à une notion de la vie entièrement dégagée de toute conception étrangère et contestable? En se bornant à l'observer directement, à la constater comme fait, puis à rechercher la raison d'être de ce fait. Or, la raison d'être d'un fait réside entièrement dans la cause qui le fait être. Que faut-il entendre par cause d'un fait? Toute la solution du problème est là. Etablir la notion de cause, c'est tracer la philosophie entière des sciences naturelles ; car notre esprit perçoit de même sur quelque portion du monde que son attention se porte ; il a une portée légitime ; il est apte, d'une manière générale, à comprendre tout ce qui est à cette portée; il se perd en chimères quand il veut la dépasser. Etudions donc cette notion de cause, et voyons comment il nous est donné de la concevoir sainement, et comment nous nous égarons inévitablement alors que nous voulons en pénétrer les impénétrables mystères.

Il est deux modes possibles de comprendre les causes : l'un juste, modeste en apparence, mais élevé en réalité ; et l'autre faux, ambitieux et superbe au premier abord, mais au demeurant petit et misérable.

En premier lieu, on entend par cause ce qui fait que tel phénomène vient toujours à la suite de tel autre, ou ce dont l'action rend nécessaire cette succession ; c'est ainsi que parle Barthez interprétant Hippocrate, Sydenham, Bacon, tous les grands médecins, tous les grands philosophes. Ainsi, donner la cause des faits, c'est faire connaitre les lois qui président à leur apparition, à leurs transformations , c'est-à-dire l'ordre et les règles que suivent les effets produits. C'est là ce que Barthez appelle, d'après Bacon, établir les causes expérimentales. Toute la philosophie des sciences naturelles est contenue dans cette définition de la cause; cette philosophie se borne à découvrir et à préciser les lois des phénomènes. C'est ainsi que le mot attraction désigne une loi, comme les mots électricité, affinité, désignent d'autres lois, et ainsi pour le reste.

En second lieu, on prétend trouver la cause intime, intérieure des phénomènes; on ne cherche plus à constater, comme chose suffisante, l'ordre de succession, les lois du fait que l'on observe ; on aspire à découvrir le mode de production, on veut l'explication même de l'effet produit, la révélation du comment et du pourquoi, la formule du nécessaire. On ne se contenterait pas du mot attraction qui exprime une loi, si une pareille philosophie avait encore cours dans les sciences physiques ; on chercherait, dans la constitution des corps, pourquoi et comment l'attraction et l'affinité existent, et l'on bâtirait, à cet égard, tel ou tel système d'atomes crochus, de tourbillons , de principe attractif substantiel ou simple.

Cette simple différence dans la recherche des causes, que l'on ne saurait trop méditer, et c'est un sujet presque inépuisable de méditations, contient en germe toutes les découvertes grandes, vraies, utiles , comme toutes les erreurs, toutes les défaillances de l'esprit humain. Le premier mode fixe les limites de ce qui est possible, et interdit de les dépasser ; or, mesurer le possible, c'est déjà connaitre le vrai. Le second jette dans toutes les témérités, dans les entreprises hors de la portée de notre intelligence, et où elle échoue inévitablement. « C'est une chose étrange, dit Pascal, que les hommes » ont voulu comprendre les principes des choses , et de là » arriver jusqu'à connaitre tout par une présomption » aussi infinie que leur objet. Car il est sans doute qu'on » ne peut former ce dessein sans une présomption ou sans » une capacité infinie comme la nature. » Montaigne songeant à ces recherches du principe des choses , disait aussi : « Les extrémités de notre perquisition tom- » bent toutes en éblouissements. » Et ailleurs : « La fin » et le commencement de science se tiennent en pareille » bêtise. » Oui, l'homme doit avouer son ignorance alors qu'il envisage le commencement et la fin même des choses, le principe des existences, autrement dit les mys- tères, le comment de la constitution des êtres. Sydenham, si avare de discussions philosophiques, se rencontre ici avec Pascal et Montaigne ; il appelle les causes qui visent à donner l'explication élémentaire de l'homme vivant , causes éloignées, parce qu'il ne croit pas qu'on les puisse jamais atteindre ; les causes qui se bornent à signaler le rapport des choses, il les nomme prochaines et conjointes ; or, voici ses paroles : « Qu'il me soit permis de faire une » petite digression, afin de montrer que les causes éloi-

» gnées dont la recherche fait l'unique occupation de ces
» hommes curieux qui, par de vaines spéculations, se
» flattent de pouvoir les découvrir, sont entièrement in-
» compréhensibles et impénétrables, et que les causes
» prochaines et conjointes ou immédiates étant les seules
» que nous pouvons connaitre, sont aussi les seules qui
» peuvent nous fournir des indications curatives. » Admirable bon sens qui faisait tracer à un homme voué à
l'observation seule des malades et aux labeurs du praticien des règles philosophiques si sûres qu'elles gouver-
nent toutes les sciences !

Aurait-on besoin d'autres preuves pour établir que la
poursuite des causes expérimentales, livrant les lois de
la nature, est la seule vraie possible, et que la poursuite
des causes premières prétendant formuler la constitution
primordiale des êtres, la nécessité intérieure des phénomènes est tout arbitraire et fatalement surchargée d'erreurs? La pensée de Pascal sur ce qu'on ne peut former
ce dernier dessein sans une présomption ou sans une
capacité infinie, comme la nature, n'en dit-elle pas
assez? Je le crois, et je me bornerai à signaler ici ce
double fait, capital d'ailleurs : la première de ces deux
notions sur les causes éloigne de toute supposition, de
toute fiction hypothétique ; elle se concentre à l'observation pure des phénomènes, en les rattachant aux conditions au milieu desquelles ils se développent ; elle conduit
enfin, en médecine, à une narration simple, élevée,

logique, des faits et gestes de la nature vivante, dans leur enchaînement et dépendance réciproques; elle est par conséquent fidèle à ce que l'on a appelé la méthode d'observation, et réalise admirablement ce qu'a de fondé cette parole si vantée de Rousseau : « Je sais que la vérité » est dans les choses, et non dans mon esprit qui les juge, » et que moins je mets du mien dans le jugement que » j'en porte, plus je suis sûr d'approcher de la vérité. » La seconde notion, au contraire, est l'œuvre exclusive de l'esprit qui la conçoit, qui interprète à sa façon la nature des choses, qui en imagine l'explication , qui ne se borne pas à voir, à observer, à constater, à étudier les choses par leurs rapports réciproques, mais qui aspire à donner sur chacune l'idée propre qu'il s'en fait, idée qui est vérité et croyance pour lui et hypothèse pour les autres.

J'ai un peu insisté sur cette distinction des causes ; c'est que je m'adresse aux médecins, et que, par la plus déplorable tendance et par les plus déplorables traditions , cette distinction a été trop souvent méconnue en médecine. Plus que tous les autres, les médecins n'ont pas su mesurer ce qui était possible à la science et à leur science, et ce qui lui était défendu. Au lieu de travailler toujours dans les premières limites et d'y puiser d'abondants et salutaires enseignements , ils se sont communément laissés aller aux faux éclats des systèmes , et y ont perdu leurs dogmes les plus utiles comme les plus grands. L'application au fait de la vie des distinctions que nous venons d'établir me paraît pourtant facile et claire, et surtout féconde quand on la poursuit sévèrement. Essayons maintenant de la retracer en quelques mots.

En jugeant la vie d'après la doctrine des causes expérimentales, c'est-à-dire d'après ses rapports de causalité, comment la définir? Evidemment, en exprimant ces mêmes rapports de causalité. Un mot exprime les rapports de causalité en général, c'est le mot *loi*. Montesquieu l'a dit : « les lois, dans la signification la plus éten-
» due, sont les rapports nécessaires qui dérivent de la
» nature des choses » : or, le rapport nécessaire qui dérive de la nature des choses est le rapport de cause à effet ; donc, caractériser la vie par ses rapports nécessaires ou de causalité, c'est dire que la vie est une loi, et cette loi se manifeste par l'organisme humain. Si l'on veut, en outre, exprimer la grandeur de cette loi, faire comprendre qu'au-dessus d'elle il n'en existe pas de plus élevée tant qu'on ne dépasse pas l'être humain, on dira : La vie est une loi primordiale se manifestant par l'organisme humain. En tant que soumise à notre observation, on la peut tout simplement désigner par le mot organisme vivant, ou agissant, ou seulement organisme ; car la vie comme l'action en sont inséparables. Nous définissons donc la vie comme on définit l'attraction ; l'une et l'autre sont des lois, en effet : la première, loi du monde organisé ; la seconde, loi du monde inorganique.

De pareilles et aussi simples déductions peuvent-elles paraître obscures? Ne serait-on pas plutôt tenté, au premier abord, de les trouver trop claires, trop évidentes, et, par suite, de les croire de peu d'importance, de douter qu'elles puissent avoir une valeur à dominer la science, que dis-je, à transformer par leur application rigoureuse toute la médecine du jour? La réponse à ce dernier sentiment ne peut être fournie que par une suite de longs et graves travaux; tout au plus pourrons-nous la faire entrevoir. Mais ne sait-on pas que la simplicité seule est grande et féconde! Ce n'est que lorsque nos conceptions se substituent à la conception éternelle qu'elles deviennent subtiles, pleines de contradictions et de difficultés sans fin.

Nous avons donné le caractère essentiel de la vie considérée comme loi, en établissant qu'elle était une loi primordiale manifestée par l'organisme; mais toute loi a ses attributs, lois secondaires étroitement liées à la loi principale, qui la développent, la montrent sous ses aspects divers, en embrassant des rapports correspondants du sujet, des modes de l'existence affirmée par la loi première. Quelle est la première condition imposée par la doctrine vitaliste à l'être humain? C'est une activité continue; car la vie ne peut être interrompue ni suspendue que pour ne plus reparaître, et laisser un fantôme de matière humaine, dont s'emparent aussitôt les forces libres de la matière inorganique. Donc la vie étant considérée comme une loi qui s'exprime par l'organisme, comme une loi en action , se manifeste par des évolutions ou actes d'une succession permanente. L'organisme est donc sans cesse agissant et réagissant; son activité est constante, nécessaire; il ne se doit organiquement rien concevoir en dehors d'elle. D'ailleurs, en établissant que la vie et tous ses modes se doivent juger par les seuls rapports de causalité, c'était proclamer déjà ce dogme d'activité incessante; car la causalité ne s'unit jamais qu'à un acte ou qu'à un mouvement, et ces deux ne sont qu'un; de même aussi qu'un acte ou un mouvement ne se peuvent comprendre en dehors d'une cause qui les suscite.

Mais toute activité permanente et nécessaire a un but par cela même : si non, ce serait une activité dépensée en vain, quoique réglée dans l'ordre éternel des choses, ce qui ne peut pas être. Quel est donc le but immédiat et premier des actions et réactions enchaînées de l'organisme? Evidemment, c'est pour celui-ci, de se maintenir, de croître, de se conserver, de tendre à la longévité. C'est là la fin nécessaire de tous les actes organiques; on ne saurait en concevoir une autre.

Mais pour que le but constant des actes de l'organisme qui constituent la vie soit la conservation de l'organisme, il faut que cette conservation ne s'opère pas toute seule, qu'elle réclame, au contraire, des efforts continus ; il faut que l'organisme ait besoin pour se maintenir, ou d'emprunter sans cesse au dehors de lui dans le milieu qui l'environne de partout, ou de lutter contre des influences contraires et malfaisantes qui se dressent contre lui, le troublent et l'assiégent. Que l'on veuille bien y réfléchir : ces deux conditions des actes de la vie fournies par le monde extérieur, à la fois et constamment secourable et hostile, sont nécessaires à la vie. Le médecin ne peut donc séparer l'homme vivant du monde extérieur ; il ne peut le considérer pratiquement en dehors de ce monde ; il ne peut l'envisager comme une abstraction possible et indépendante. L'homme est lié par des chaînes invincibles au milieu dans lequel il se meut et agit ; et une doctrine médicale vraie doit témoigner, dès les premières déductions où elle conduit, de cette inévitable destinée, de ce caractère essentiel de son objet.

Voici donc les premières affirmations du médecin vitaliste : il n'est pas donné à l'homme d'atteindre à la pleine connaissance des choses, ni par conséquent de prétendre à formuler les conditions premières et cachées de la vie ; donc, toute hypothèse concernant les caractères substantiels de la vie est nécessairement fausse, et doit être rigoureusement écartée. La vie, par suite, ne se peut juger que comme loi suprême et primordiale manifestée par l'organisme. Les conséquences premières de la vie ainsi considérée, c'est-à-dire les conditions dites essentielles de l'organisme humain, sont : l'activité permanente, la conservation comme but fixe, les relations incessantes et nécessaires avec le monde extérieur. Ce sont là les colonnes de la science de l'homme vivant ; nous les retrouverons supportant pareillement la science de l'homme malade, parce que l'homme malade est avant tout vivant.

Mais avant de poursuivre sur la maladie l'enchainement des idées vitalistes, qu'il me soit permis d'exposer et de juger les autres interprétations de la vie, données par ceux qui ont aspiré à nous expliquer la vie, à dévoiler la composition même, primordiale et absolue, de la substance vivante.

En outre, afin d'éclairer complètement le débat, j'aurai à m'occuper d'un groupe illustre de médecins qui ont perçu toutes les grandes vérités médicales ; mais ne les ont pas toujours exprimées avec la simplicité sévère qu'elles exigent ; qui, devant ce grand fait de la vie, ont proscrit bien haut toute hypothèse et toute philosophie ontologique, pour cependant se laisser aller à des hypothèses ou tout au moins tomber en plein langage ontologique ; qui, enfin, n'accusent vigoureusement ni la vérité vitaliste ni une fiction animiste, mais laissent apparaître l'une et l'autre en un mélange singulier, en une fusion inattendue. Je veux parler des médecins philosophes de l'école de Montpellier, disciples trop fidèles de Barthez. Ces divers points feront l'objet d'une nouvelle lettre.

II

Monsieur le Rédacteur ,

Bien des médecins , pour qui la philosophie des causes expérimentales , uniquement fondée sur les rapports de causalité , était lettre morte ou inconnue , ont cru qu'il fallait tendre à pénétrer la constitution même de l'organisme comme on pénètre celle d'une machine inférieure et créée par nous ; qu'il fallait expliquer la vie comme on explique le mouvement d'un mécanisme à notre portée. Pour eux , il n'y avait d'autre différence entre l'étude de l'homme et celle de ces machines , entre la vie et le mouvement mécanique , que la différence du plus au moins , laquelle était immense sans doute , mais ne devait pas arrêter l'esprit d'investigation. On devait, au contraire , poursuivre les recherches , et à chaque explication de la vie reconnue fausse et incomplète substituer une explication meilleure. L'histoire nous montre, en effet, chaque explication tenue à son tour pour la vraie et dominer la science pendant un temps , puis s'éteindre épuisée , pour reparaître encore sous une autre forme.

La forme sous laquelle ont été présentées ces conceptions de la vie peut certainement être, et a été très-variée ; mais les conceptions elles-mêmes se ramènent facilement à quelques points fixes, en dehors desquels aucune nouvelle conception n'est possible. Car prétendre donner le mode de production de la vie, c'est nécessairement admettre la vie comme un résultat ; or, la vie étant considérée comme résultat, on est réduit à ces deux alternatives : ou la vie est le résultat de l'action d'un principe, d'un agent immatériel sur la matière organique, ou elle provient de l'arrangement particulier de la matière organisée, et est une propriété de cette même matière. Aucune autre explication n'est possible, parce qu'on ne peut rien inventer en dehors des substances simples et composées. On est donc forcé ou de combiner les deux substances, ou de s'en tenir à une seule, et dans ce dernier cas on n'a pas le choix. Si un philosophe a pu nier les corps, ce n'a été et ce ne sera jamais un médecin.

Les systèmes qui font de la vie le résultat de l'action d'un être simple sur la masse organisée peuvent être, en général, désignés sous le nom de systèmes animistes, quelle que soit d'ailleurs la notion qu'on se fasse de l'être simple, qu'on l'appelle âme intelligente, âme sensitive ou inférieure, archée, principe vital, etc.

L'animisme franc, hardi, attribuant réellement tout pouvoir et toute détermination organique à la substance simple, compte aujourd'hui de rares partisans, et n'est

plus guère accepté dans les développements logiques
qu'il comporte. Je n'en parlerais donc que pour mémoire,
étant obligé de me restreindre à ce qui est vraiment
actuel, si je n'avais à signaler, outre les conceptions à
moitié animistes de Barthez traditionellement conservées,
une tendance nouvelle à l'animisme chez les médecins qui
d'ailleurs établissent et défendent leur science dans les
données exclusives de l'organicisme. Mais avant de parler
de ces sortes d'animistes, voyons sommairement les explications ou théories de la vie fournies par le matérialisme
médical.

On peut appeler systèmes matérialistes ceux qui font de
la vie le résultat de l'arrangement particulier de la matière
organisée, ou une propriété de cette même matière; et en
effet, dans ces systèmes la matière vivante est centre et
cause de son existence. Peu de médecins avouent hautement une pareille conception de la vie; beaucoup la professent sans se rendre un compte exact des notions philosophiques d'où elle découle; il en est enfin qui, reniant
cette philosophie, qui, comprenant parfaitement tout ce
qu'elle a d'infime et de faux, n'en soutiennent pas moins
avec un aveuglement singulier l'application dans l'étendue
entière de la médecine, ne sachant peut-être dégager
celle-ci de tous ses enlacements établis et profonds avec
l'idée systématique qu'ils repoussent. Rien donc de plus
commun que de voir méconnues les prémisses doctrinales, et acceptées toutes les conséquences.

Pourtant, rien de plus aisé, en prenant pour point de départ les notions matérialistes de la vie énoncées ci-dessus, que d'en faire sortir rigoureusement toute la médecine organique moderne, son génie et ses caractères propres, le genre de ses découvertes et ce qu'elle a laissé perdre de la vraie science, le bien et le mal enfin qu'elle a réalisé. La médecine moderne, en effet, cherchant en l'organisme même la raison de tous les faits vitaux, hygides et morbides, a soumis ce dernier aux plus laborieuses et patientes recherches. Les organes ont été fouillés dans leur plus intime structure, observés dans leurs moindres fonctions, dans leur dépendance ou indépendance mutuelle; tout point, toute fibre du corps humain ont été interrogés dans leur organisation et dans leurs usages. On a démonté l'organisme, pour ainsi parler, pièce à pièce et jusque dans ses molécules élémentaires. Ce même travail a été poursuivi sur l'homme malade; pas un dérangement, pas une altération ou produit morbide, pas une exhalation anormale qui n'ait été analysée jusqu'aux plus extrêmes limites où pouvaient atteindre nos sens armés de tous les secours fournis par les sciences physiques. Considérable travail, et qui eût été glorieux et fécond s'il eût été accompli et vivifié sous l'influence des saines doctrines, et si, par conséquent, l'application n'en eût pas été dénaturée, frappée de stérilité, par cela qu'elle s'opérait aux dépens d'autres et majeures vérités médicales! Mais, à cause même que ces recherches sur la matière organique étaient regardées par la médecine moderne comme le fondement exclusif de la science, il est certain qu'elles ont été conduites et soutenues avec plus d'ardeur et d'opiniâtreté. Faible dédommagement de tout ce qu'en même temps nous perdions d'autre part !

En effet, tous les dogmes vitalistes ont été sacrifiés alors ; ils répugnaient absolument à ces notions de la vie: ainsi l'activité permanente et nécessaire de l'organisme ne pouvait s'allier avec l'idée comprise sous le nom de *résultat*. Car si la vie est le résultat nécessaire de l'organisation de la matière organique ou de certaines propriétés spéciales et inhérentes à la substance organisée, les manifestations variées de la vie, normales ou anormales, dépendent du jeu naturel ou troublé des parties et organes, ou de la manifestation et de l'exercice libre ou entravé des propriétés dites vitales ; tout comme le mouvement et les manifestations des automates de Vaucanson tenaient au jeu libre et facile des parties constituantes de la machine. Mais rien en cela ne ressemble à une détermination active et spontanée. Ainsi les phénomènes vitaux ne sont plus des actes à juger dans leurs causes, dans leurs tendances, leur but, leurs rapports, mais la conséquence forcée des propriétés de tissus et du jeu des organes. Par suite, la tendance active à la conservation n'est plus le but premier des actions et réactions enchaînées de l'organisme ; celui-ci ne subsiste que par le plus ou moins d'énergie solide et durable de ses propriétés vitales, de l'arrangement de ses parties constituantes. Enfin les relations incessantes et nécessaires avec le monde extérieur, que nous avons vu être une condition essentielle de l'étude des actes vitaux, ne devient plus ici qu'une condition accessoire; car, en principe, l'organisme est centre et cause de tout ce qui essentiellement se rapporte à lui, trouve en lui sa raison d'être suffisante, et par conséquent n'a pas à chercher en dehors de lui une condition nécessaire de son existence. Ainsi les trois dogmes principaux de la médecine vitaliste ne sont plus guère que fantômes, et, au lieu de constituer la science, y méritent à peine une faible mention, ou même en sont bannis.

Il y a pourtant à cet égard une remarque à faire, comme à l'égard de toutes vérités fondamentales méconnues : c'est que les hommes le plus hostiles à ces vérités les reconnaissent parfois un instant, soumis en quelque sorte par l'évidence, par d'invincibles clartés qui reparaissent sans cesse. Mais dès lors ces hautes vérités sont murmurées comme de vaines paroles, car on pense et l'on agit sous l'empire des idées contraires. On ne perçoit rien de leur valeur, de leur action sur la science entière, et l'on s'étonne qu'il soit attaché par quelques-uns tant d'importance à d'aussi inutiles notions, lesquelles n'ont trait à aucune recherche ni sur les fonctions ni sur la structure et les lésions des organes. C'est qu'il faut vivre en union parfaite et soutenue avec une vérité

pour en prendre pleine possession, pour la voir gagner et
féconder tout un ordre de faits, et chacun en particulier.

Voilà donc trois grandes écoles médicales : l'école vitaliste, pour laquelle la vie est une loi, une succession
ordonnée d'actes; doctrine à juste titre nommée vitalisme,
parce qu'elle étudie et juge la vie en dehors de toute
conception arbitraire, de toute hypothèse plus ou moins
probable. On peut aussi lui donner le nom d'hippocra-
tisme à cause des merveilleuses lueurs qui en jaillissent
dans les livres du maître. C'est la seule école fidèle à la
philosophie de causalité qui est celle d'observation, à la
méthode vraiment expérimentale. Les deux autres écoles,
que l'on peut appeler toutes deux ontologiques, par cela
qu'elles s'occupent toutes deux de la constitution de l'être,
sont : L'école animiste, pour laquelle la vie résulte de
l'action d'une âme ou être simple sur le corps, supposition qui lui a mérité le nom d'animisme, vu la pré-
pondérance naturellement attribuée à l'être simple qui
domine et régit la substance composée : Enfin l'école
matérialiste, qui fait de la vie un résultat de la structure
ou des propriétés du corps organisé; système appelé plus
spécialement en médecine organicisme, à cause que la
contemplation et l'étude exclusive des organes, tissus,
humeurs du corps, en font tout le sujet. Toute doctrine,
tout système médical, quelles que soient les formes que
leur aient imprimées le temps et le génie des hommes,
peuvent être ramenés sous ces trois expressions princi-

pales, pourvu toutefois que chaque doctrine ou système soit logiquement assis dans la vérité comme dans l'erreur, n'accepte que ce que contiennent les notions premières qui lui servent de point de départ, et repousse toute inconséquence, volontaire ou non.

Mais cette rigueur dans le vrai comme dans le faux, la fidélité aux convictions mêmes de la pensée, sont qualités rares à l'esprit humain, qui n'est que trop souvent abîme de contradictions, en médecine surtout. Examinons rapidement les principales de ces opinions formées de pensées et de discours contraires.

Je signalerai à peine ces organiciens de fait et sans réserve, qui, dès qu'il s'agit de philosophie médicale, font un incroyable mélange de toutes les notions, ou plutôt de tous les mots de la langue doctrinale, sans comprendre plus l'idée qu'ils veulent formuler que les mots qu'ils emploient. Ceux-là finissent par déclarer que tous les médecins, même les plus opposés, ont été et sont vitalistes, parce qu'ils ont admis les uns un principe vital, ceux ci des forces vitales, ceux là des propriétés vitales; parce que les maladies sont par tous reconnues vitales, les fonctions vitales, les organes vitaux; que par conséquent les définitions sont vitales, les descriptions vitales. Enfin le mot vital, mis après chaque expression générale de la science, leur tient lieu de toute exposition dogmatique, et leur paraît la marque incontestable que l'on professe et comprend la doctrine vitaliste.

Mais d'autres opinions ont été formulées, qui réclament une plus sérieuse attention. Ainsi parmi les médecins voués au plus pur organicisme, les uns croient pouvoir professer l'oubli et l'inutilité de tout ce qui est examen philosophique, doctrine médicale de la vie, et pensent que la science doit se réduire à l'observation nue, au pur signalement des phénomènes. D'autres croient pouvoir allier une science organicienne dans tous ses développements à une déclaration d'animisme dans le principe, déclaration qu'ils prennent d'ailleurs pour une profession de foi vitaliste.

Il y a à dire, contre les premiers, que la phénoménalité seule est impuissante à constituer une science ; il faut donner, d'une ou d'autre manière, la raison d'être des phénomènes, afin que les phénomènes aient une signification, expriment une réalité. Cela est si vrai, que personne, même parmi ceux qui l'enseignent, ne se borne à observer des fantômes, des apparences phénoménales. En fait, chacun en opère inévitablement la coordination ou la systématisation, en les rattachant ou à une doctrine, ou à quelques idées systématiques. Ainsi, prétend-on, il est inutile d'établir la doctrine de la vie, de chercher à faire de cette notion la notion fondamentale de la science ; mais aussitôt on définit soit la maladie en général, soit telle maladie particulière. Or, je l'ai déjà dit, qu'est-ce que la maladie, si non une forme de la vie? Ce que l'on affirme de l'une ne se doit-il pas affirmer de

l'autre? Si l'on soutient que la maladie résulte de l'altération des solides et liquides et des troubles fonctionnels,
n'est-ce pas avancer du même coup que la vie résulte de
l'organisation de ces mêmes solides et liquides et des propriétés fonctionnelles de cette matière organisée? Voilà
donc le point de départ déterminé, quoiqu'on en ait. Ne
vaut-il pas mieux l'avouer, le reconnaître d'avance, que
d'y être forcément ramené ?

En second lieu, quelques médecins ont admis l'action
primordiale d'un être simple, d'une puissance immatérielle sur l'organisme, et considéré la vie comme le résultat de cette action ; en même temps ils ont envisagé la
maladie comme le résultat simple des altérations et des
troubles de l'organisme. En sorte que l'être naissant, se
développant, vivant, obéirait dans toutes ses évolutions
à l'action d'un principe ou être simple, et que, malade,
l'action de ce principe ou n'est plus ou n'importe plus, et
que, dans le substratum organique seul, se trouverait la
raison d'être de tous les faits morbides! Ainsi, l'explication du fait de la vie encourrait toutes les objections que
l'on peut adresser aux conceptions animistes : celle d'a-
bord d'être une supposition, une hypothèse pure, quelque
probable qu'on la juge, celle ensuite d'aborder l'inabordable, de décider les questions impénétrables, la constitution élémentaire et primordiale des choses. D'un autre
côté, la pathologie, exclusivement assise sur les lésions et
les troubles organiques, aurait à subir tous les repro-

ches adressés à l'organicisme pur. Notions contradictoires, d'ailleurs, et qui se repoussent : on n'a pas droit à définir la vie d'une façon et la maladie à l'opposé. L'homme malade est avant tout vivant ; la maladie, je le répète, est une forme de la vie ; il faut que de la notion de cette dernière, on arrive à la notion de l'autre, qu'elles s'affirment l'une l'autre au lieu de se nier réciproquement. Il faut donc que l'idée et les attributs de la vie se retrouvent dans l'idée et les attributs de la maladie. Mais, dira-t-on, on ne saurait concevoir la lésion d'un être simple, d'un principe vital ; et rien n'est plus vrai ; on est donc réduit, pour comprendre la maladie, que l'on tient pour évidemment renfermée dans l'idée lésion, à la placer dans la lésion de la substance organique. Le médecin vitaliste aurait à répondre à cela qu'il ne lui appartient pas de justifier et de défendre les conceptions animistes. Mais pourtant celles-ci peuvent réclamer une autre interprétation, et invoquer l'activité du principe simple reconnu par elles. Celui ci, dans la maladie, ne serait plus lésé, mais réagissant. C'est même là la supériorité que peut avoir l'animisme sur l'organicisme ; l'activité vitale y trouve, en effet, un refuge dans une portion, et la plus importante par cela, de l'agrégat humain. Qu'il me soit permis de citer ici ce que j'écrivais dans un *Essai sur les doctrines médicales* publié en 1846 : « Les conceptions animistes, hardies, comme on le sait, jusqu'à croire pénétrer la constitution élémentaire de l'organisme, sembleraient, par cela seul qu'elles font de la vie un résultat, anéantir l'activité de l'être vivant. Si la vie est un résultat obtenu par l'union de deux subs-tances, il devient évident que les diverses manifestations de la vie, que les formes diverses de ce résultat tiendront exclusivement à l'altération subie par l'une ou par l'autre substance qui constituent l'organisme. Mais si l'on se rend un compte plus exact des hypothèses de l'animisme, on verra que, s'il y a deux substances, elles sont telles, que l'une, toute supérieure, est nécessairement active de sa nature : c'est la substance simple, âme, principe vital. On ne peut, en effet, la concevoir autrement qu'active. Qui dit principe vital altéré, lésé, exprime une impossi-bilité. Comment un être simple, c'est-à-dire sans parties visibles ou invisibles, peut-il être altéré? L'altération n'appartient-elle pas exclusivement à la substance com-posée? Le principe vital des animistes est donc essentielle-ment actif; mais en revanche le reste de l'organisme, tel qu'ils le conçoivent, est absolument passif. » Dès lors, la maladie peut-être considérée non plus comme lésion, mais comme réaction du principe vital. Cette réaction se détermine par et à travers l'organisme, sous l'influence de toutes causes agissant sur ce dernier. Maintenant, comment par l'organisme, les impressions se transmet-tent-elles au principe vital et déterminent-elles sa réac-tion ? Question qui me paraît de même nature que celle de savoir comment l'être simple peut agir, dès le germe, sur la substance composée, et conduire son développement ; questions qui reviennent à celle du mode d'union de l'âme et du corps, qui certainement intéressent le médecin animiste, vu qu'il se met en regard de pareils problêmes dès la première de ses affirmations, mais qui sont, au contraire profondémment nulles et oiseuses pour le médecin vitaliste, lequel est en dehors de toutes ces rêveries ontologiques. C'est même, à nos yeux, la ruine de tous ces systèmes, qu'ils donnent pour base à la médecine des fictions extra-médicales, en sorte que notre science perd son autonomie, ne trouve plus en elle ni sa raison d'être ni sa certitude. Et encore, si, en dehors de la médecine, dans le domaine métaphysique, ces notions pouvaient être sûrement établies ! Mais je crains bien que là aussi il n'y ait beaucoup à contester. Quoiqu'il en soit tenons-nous bien éloignés de pareils sujets de discussion, où les médecins et leur science ont toujours fait écueil.

Résumons en quelques mots tout ce qui précède : En dehors de la doctrine vitaliste pure, nous avons trouvé l'animisme et l'organicisme ; puis l'indifférence en matière de doctrine ; enfin une prétendue alliance de l'animisme comme point de départ, comme explication de la vie, et de l'organicisme, comme développement de la science, comme pathologie médicale. Il nous reste à parler de l'école fondée par Barthez, école célèbre qui comprit les principes premiers du vitalisme, mais les présenta dans l'application défigurés sous la livrée de l'hypothèse, et qui obscurcit ainsi la gloire acquise et les services rendus par elle. Car il est une remarque à faire : lorsqu'un homme ou une école soutiennent des opinions considérables, professent des dogmes élevés où se combinent des vérités pures et positives et des erreurs ou des hypothèses plus ou moins contestables, celles des deux qui feront le plus de chemin sont certainement les dernières, par les séductions qu'elles exercent sur les intelligences et par les entraînements de l'imagination. Voyons, en quelques mots, la doctrine de Barthez et de ses disciples, reçue communément aujourd'hui comme doctrine de l'école de Montpellier.

Barthez proclama en médecine, après d'autres certainement, mais avec plus de sévérité qu'aucun avant lui, la méthode expérimentale de Bacon. Il établit soigneusement la distinction des causes signalées dans notre précédente lettre, et montra clairement que toute notion vraie ne pouvait découler que du seul ordre de causes qu'il nomma expérimentales. Il montra que l'on devait uniquement rechercher les lois des phénomènes, et non le mode de production des phénomènes, l'action nécessaire des causes qui les produisent. D'après ces principes, il y avait à établir d'abord la vie comme une loi primordiale, et à en étudier ensuite les caractères ou lois secondaires. Il y avait surtout à éviter toute explication du fait vital, à observer la loi souveraine manifestée par l'être vivant, invinciblement attachée à l'être, confondue avec lui dans toutes ses profondeurs , et non à tenter de pénétrer cette loi , et d'en livrer l'inaccessible formule. Au lieu de suivre rigoureusement cette voie, Barthez , en étudiant l'unité incontestable des actes vitaux , inscrit aussitôt une prétendue cause sous laquelle il les range tous et appelle cette cause : principe vital. Ainsi donc voilà la vie présentée comme résultant de l'action d'un principe vital, espèce d'âme imaginée spécialement pour les phénomènes vitaux. Voilà dès lors transgressées les lois de la philosophie expérimentale; voilà formulée la constitution primordiale de l'être humain !

Je sais bien que Barthez proteste contre ces conséquences, et croit leur échapper en disant que son principe vital n'est pas un être substantiel, mais une simple abstraction propre à classer les phénomènes et les actes vitaux. Écoutons-le : « Je n'ai jamais affirmé, comme » on me l'a fait dire, que ce principe soit un être existant » par lui-même et distinct de l'âme et du corps de l'homme. » Et ailleurs : « il ne m'importe qu'on attribue ou » que l'on refuse une existence particulière et propre à » cet être que j'appelle principe vital. » Mais comme la pente est rapide, et dans cette dernière phrase quelle contradiction ! Donner à la fois le nom d'être au principe vital, et permettre qu'on le lui refuse ! Et si on le refuse, comment qualifier alors le principe vital? Ce n'est plus un être, ce n'est pas une abstraction. En effet, quoiqu'en dise Barthez, l'expression *principe vital*, essentiellement concrète, présuppose toujours un être substantiel ; et, malgré les réticences de l'auteur, la foule des médecins l'a ainsi compris. Ils se sont peu arrêtés, en général, aux subtilités philosophiques alléguées pour justifier cette conception particulière du principe vital. C'est qu'en vérité les notions que l'on prétend poser comme le fondement des sciences ne doivent pas avoir besoin d'être justifiées, ni subtilement expliquées, ni détournées de leur sens ordinaire ; elles veulent être affirmées dans la forme commune qui leur est appliquée, et c'est toujours ainsi qu'elles le sont.

D'ailleurs, à part ces réserves faites brièvement, Barthez use du mot principe vital dans le sens que le mot emporte avec lui ; il paraît même attaché à le définir, à bien préciser l'être substantiel qu'il suppose, à le séparer de tout autre, à empêcher qu'on ne le confonde avec tel ou tel. « On manque, dit-il, aux règles de la méthode philo-» sophique lorsqu'on assure à présent qu'une seule âme, » ou un seul principe de vie, produit dans l'homme la » pensée et les mouvements des organes vitaux. Cependant » on ne doit pas affirmer qu'il soit impossible que la suite » des temps n'amène la connaissance de faits positifs qui » sont ignorés aujourd'hui, et qui pourront prouver que » le principe vital et l'âme pensante sont essentiellement » réunis et confondus dans un troisième principe plus » général. » Purs rêves d'ontologie ; et que n'ont su assez repousser de fervens disciples, entraînés par une légitime admiration. Ainsi donc, Barthez donne, en réalité dernière, à son principe vital une existence concrète, existence qu'il avoue parfois être de convention, mais en définitive, affirmée comme existence. Qu'en est-il résulté ? Une théorie animiste, mais sans franchise et obscure, et qui, aux yeux de beaucoup de médecins, a rangé le vitalisme, trop uni sous ce rapport au nom de Barthez, parmi les hypothèses et les fictions qui encombrent le domaine de la médecine doctrinale.

Barthez, en personnifiant ainsi, quoique vaguement, un principe de vie, crut donner de l'aisance à son langage ; il ne fit que l'obscurcir au plus haut point. La langue médicale ne peut que perdre de sa clarté en sacrifiant à une supposition quelconque. Écoutons Frédéric Bérard : « Le mot de principe vital » répand, dit-il, dans ce langage une très-grande obs- » curité; il détourne l'attention des phénomènes et de » leur comparaison analytique. Si l'on donnait une nou- » velle édition des *Eléments de la science de l'homme*, en » retranchant complètement cette expression et lui subs- » tituant celle de *force vitale*, en se servant même de » celle-ci aussi peu que possible, et en se contentant d'ex- » primer tout simplement les différentes classes des phé- » nomènes, la doctrine de Barthez deviendrait, par cela » seul et sans autre changement, aussi claire dans l'ex- » position qu'elle est inébranlable dans les dogmes. » Jugement profond du plus vrai philosophe qui ait ap-

partenu à l'école de Montpellier, et que celle-ci trop
asservie à Barthez, a longtemps méconnu après l'a-
voir longtemps éloigné. Frédéric Bérard avait nettement compris toute la sévérité de la doctrine vitaliste ; il
ne voulait pas seulement qu'on supprimât le mot *principe vital*, il redoutait même l'emploi du mot *force vitale*.
C'est qu'en effet, quoique ce mot n'exprime aucune entité
positive et n'indique que la raison des phénomènes et
actions vitales, que l'action elle-même considérée abstractivement, cependant ce mot est encore trop voisin
de l'existence d'un être simple et actif, puisqu'il n'est
peut-être que celui-ci agissant, pour qu'il n'y ait pas
danger à l'employer souvent. N'aurait-on pas à craindre
qu'on ne finît par céder à la tentation de rapporter la
force à une existence que l'on supposerait en être le point
de départ, et qu'on ne se servît du mot force vitale
comme on se serait servi de celui de principe vital ?
C'était donc là le vrai perfectionnement à apporter à
la doctrine médicale de Barthez : proscrire ce qu'elle
avait d'hypothétique, supprimer le mot et la chose du
principe vital. C'est précisément l'inverse de ce qu'ont
fait quelques héritiers de la philosophie de ce grand médecin : ceux-ci n'ont cherché qu'à apporter de prétendus
perfectionnements à cette hypothèse du principe vital,
en établissant, par exemple, un double dynamisme
régnant sur l'agrégat matériel et en fixant les caractères
séparés de chacun des deux principes constituant le

dynamisme double. On le voit, c'est toujours la fiction que l'on embellit et la vérité que l'on néglige.

N'y a-t-il cependant aucune expression qui, sans emporter l'existence d'un être distinct, substantiel, propre à notre existence composée, et par conséquent sans les inconvénients attachés à ce genre d'expressions, pût rendre l'unité des actes vitaux, leur harmonie convergente dans l'état de santé et de maladie, leur tendance et leur direction plus ou moins libre ou entravée, leurs évolutions diverses quoique réglées? Un pareil mot, sagement employé, avec réserve et jugement, ne serait-il pas une vraie conquête pour la science? A cela je répondrai que depuis deux mille ans Hippocrate a légué aux médecins le souverain mot de nature, et que ce mot a été et sera le seul que les médecins vitalistes puissent avouer comme résumant fidèlement toute leur pensée, l'étude de leur vie entière, comme étant la synthèse large et vivante de leur observation. Pour comprendre la simplicité de cette admirable expression, voyez comment Hippocrate l'emploie, et essayez de lui substituer, dans les aphorismes où elle se trouve, celle du principe vital : « La nature, dit-il, est le médecin des maladies. » Voudrait-on dire : Le principe vital est le médecin des maladies? Et encore : « Il faut conduire où tend la » nature, et, si elle est opprimée, la soulager. » Préférerait-on : Où tend le principe vital, et, s'il est opprimé, le soulager! Qu'on lise Sydenham, Baillou, tous les

grands hippocratistes, qui usent tant et si bien ordinairement du mot nature. Citons encore cette première et
célèbre phrase de Baglivi : « Le médecin est le ministre
» et l'interprète de la nature; quoi qu'il tente et fasse, s'il
» n'obéit à la nature, il ne saurait gouverner la nature. »
Dans cette belle pensée, quelle figure ferait le principe
vital ? Entendons enfin Bordeu, parlant « de ce petit
» nombre de sages, vraiment initiés dans l'art de guérir,
» instruits de son étendue, pénétrés de son importance,
» de ses lois sacrées et invariables, amateurs décidés de la
» belle nature. » Ici ce serait outrager la pensée, que de
songer à changer ce mot large et souple de nature contre
celui de principe vital. C'est que ce dernier est une
expression toute roide, renfermée en d'étroites limites,
qui vous met inévitablement en face d'un être à part, et
ne saurait trouver place là où convient le langage de
l'abstraction. Nous voudrions donc le voir abandonné des
médecins, et condamné comme mauvais en principe et
mauvais en application. Reprenons le mot hippocratique
de nature : c'est la grande abstraction qui contient le vrai,
le beau, le bon dans notre art, comme aussi dans tous
les autres arts. En remontant ainsi jusqu'au père de la
médecine, nous rajeunirons le vitalisme, nous le puri-
fierons, et réussirons à le répandre, sans propager,
même malgré nous, des erreurs d'autant plus fâcheuses
qu'elles sont plus près du vrai ; ce qui fait qu'en s'éloignant d'elles beaucoup aussi s'éloignent de la vérité, que
l'on ne sait pas assez en séparer.

Je termine ici, monsieur, cette trop longue lettre. Je croirais perdre de l'utilité que peut acquérir ce travail, si je n'esquissais les principales inductions du vitalisme relatives à la maladie, comme je l'ai fait pour celles relatives à la vie. Je vous demande donc d'en faire le sujet d'une nouvelle et dernière lettre.

III

Monsieur le Rédacteur,

Depuis la dernière lettre que j'ai eu l'honneur de vous adresser , j'ai pu trouver le loisir de passer des débats académiques sur le vitalisme à ceux correspondants de la presse médicale. Ces derniers, dans leur improvisation rapide jusqu'à l'excès et par leur allure franche et vive, représentent plus nettement les préoccupations publiques du monde des médecins , lesquelles ne réveillent souvent que des échos affaiblis dans les assemblées officielles. L'étude rétrospective de ces discussions n'a que trop confirmé les craintes que j'avais conçues ; celles-ci ont même été dépassées. Par une réaction familière à notre faible nature , les hypothèses de l'organicisme , prises en dégoût , semblent devoir nous transporter d'un bond jusqu'aux hypothèses de l'animisme souvent le plus exagéré. C'est ainsi que la plupart de nos journaux de médecine , dépassant bien vite les faits et l'observation , vrais fondements de la science et de l'art , ont embrassé

la cause d'un *principe vital*, non pas timidement et
comme supposition que l'on pouvait rejeter ou admettre
en tant que représentant une existence distincte, mais
comme signifiant véritablement un être à part, jouissant
de facultés propres, ayant des fonctions séparées à
remplir. Une ancienne *Revue* même, abandonnant l'esprit doctrinal dans lequel elle avait été glorieusement
fondée, s'est jetée plus en avant qu'aucune autre dans
un champ qui devrait rester, pour le médecin, celui des
fictions et des curiosités vaines. Le principe vital avait
au moins une couleur exclusivement médicale ; c'était
une hypothèse conçue pour les faits médicaux seulement ;
et, jusqu'à un certain point, elle nous laissait en possession du pouvoir d'établir nos principes premiers. La
Revue médicale, je le dis à regret, s'égare jusqu'à méconnaitre toutes les notions de l'autonomie médicale : elle
fait de la vie le résultat de l'action d'une âme unique,
de l'âme intelligente, sur la matière organique. Elle
condamne l'hypothèse d'un double dynamisme, imaginée
par des médecins et sur des faits vitaux, arbitrairement
interprétés sans doute, pour accepter et défendre un
monothélisme ou monodynamisme tout aussi arbitraire,
et cela parce que ce monothélisme s'abrite sous l'autorité
d'un grand docteur en théologie ! Car, soyez-en assuré,
c'est là le vrai fondement de cette opinion, c'est le motif
réel qui l'a fait adopter. Et comme Galien a émis une explication analogue, on le proclame le flambeau de la mé-

decine ; Hippocrate et les aphorismes sont presque mis au second rang ! Ce sera peut-être même une irrévérence de faire remarquer que, comme les opinions de Galien, même les plus absurdes, avaient religieusement cours dans les écoles au temps où vivait Saint Thomas d'Aquin, il n'est pas improbable que ce dernier n'ait fait que refléter les idées de celui qui passait pour le Maître alors. En sorte que la théologie a bien pu adopter une opinion parce que c'était celle de Galien, comme tout le monde faisait à cette époque, et qu'aujourd'hui on nous ferait accepter l'opinion de Galien parce que c'est celle de la théologie. Voilà pourtant sur quels fondements on cherche à asseoir les vérités premières de notre science, celles qui doivent vivifier la pathologie entière et la thérapeutique, celles qui doivent nous être toujours présentes, se retrouver actives et fécondes en chacune de nos pensées et de nos déterminations ! Combien les règles sévères de toute bonne philosophie sont volontiers méconnues et outragées, et qu'il est doux et facile de se laisser dériver aux jeux de l'imagination ! C'est qu'il semble glorieux de donner la complète révélation de la grande énigme, d'expliquer la vie, le fait suprême de ce monde, au lieu de se borner modestement à la poser comme la loi primordiale, et de se faire une gloire suffisante d'en poursuivre les développements et d'en tracer les conditions nécessaires.

Les démonstrations prétendues vitalistes de la presse

médicale m'ont encore inspiré une remarque : les unes et les autres s'attachent surtout à établir, sur la constitution de la vie, l'hypothèse qu'elles ont adoptée, mais s'inquiètent peu d'en rechercher les conséquences sur le domaine entier de la science ; de voir , par exemple, comment la notion de la maladie s'en trouve modifiée; de là, comment la pathologie doit être transformée à l'unisson ; comment le langage, les descriptions morbides, la thérapeutique, la certitude médicale revêtent des caractères en rapport avec l'idée première acceptée. Ainsi les organiciens ralliés au principe vital ne songent pas que toute leur science est à renouveler par suite ; ils restent organiciens de fait, après avoir nié l'organicisme en principe. D'un autre côté, ceux qui vont jusqu'à placer dans l'âme intelligente la source de toutes les manifestations vitales, de tous les actes organiques, ne pensent guère dans l'exposé des vérités secondaires à nous retracer l'action nécessaire et permanente de cette âme; ils ne font pas découler sévèrement la maladie et ses caractères essentiels de la notion de la vie qu'ils proclament, en sorte que cette notion peut être tenue pour inutile ou stérile, puisqu'elle ne reparaît plus dans la suite. Mais qu'est un dogme, une vérité suprême, qui reste sans influence sur les dogmes et vérités subséquentes ? Et pourquoi tant de mots dépensés , tant d'argumentations ambitieuses, quand aucun résultat majeur n'en doit sortir ?

Mais ceci me ramène au but de cette lettre, qui est précisément d'étendre aux notions principales de la science la notion première du vitalisme, telle que nous l'avons présentée. Les développements qui s'offrent ici sont immenses, et, j'ose le dire, comprennent tout en médecine; librement appliqués, ils arriveront à transfigurer la science moderne. Mais ceci sera seulement l'œuvre du temps et de notre génération peut-être, si toutefois l'esprit philosophique et l'ardeur du vrai nous animent et nous élèvent au-dessus des difficultés qui ne naîtront pas uniquement de la nature des choses, mais aussi des habitudes prises, et des traditions qu'il faudra surmonter. Je ne puis donc penser à enserrer ici tout ce faisceau d'idées et d'enseignements; je me bornerai à indiquer les points culminants et desquels on peut dominer le reste. Ces points se rapportent tous à la maladie en général et aux données pratiques, aux préceptes générateurs de l'art qui en découlent.

Qu'est-ce que la maladie? Rappelons ici la définition de la vie : une loi primordiale manifestée par l'organisme. Si nous voulions réfléter, jusque dans les termes, cette définition de la vie dans celle de la maladie, nous pourrions dire : La maladie est une loi accidentelle et anormale manifestée par l'organisme, et dont les attributs essentiels, correspondants à ceux de la vie sont : l'activité, la tendance à la conservation et le rapport nécessaire avec une ou plusieurs causes accidentelles et

anormales comme la manifestation qu'elles provoquent,
les unes propres à l'organisme lui-même, et les autres
fournies par le monde extérieur. Mais cette définition de la
maladie paraîtrait sans doute abstraite, et nous pouvons
la transformer en la laissant identique avec elle-même.
Pour ce, il nous suffit de la composer avec les attributs
nécessairesque nous venons de lui reconnaître : l'activité
nous fournira le mot de réaction ; la tendance à la conservation s'exprimera en disant que cette réaction s'opère
contre la cause qui trouble et blesse, ou tend à troubler
et à blesser l'organisme ; enfin, pour rendre d'un mot
cette cause lésante, qu'elle provienne du dedans ou du
dehors, du monde intérieur ou du monde extérieur, ou
de tous les deux, pour l'exprimer par ses effets, seule
manière dont nous pouvons l'apprécier, nous l'appellerons
affection. Nous définirons donc la maladie : une réaction
anormale de l'organisme contre une affection subie par
lui. Tout est dans cette définition, l'activité nécessaire
de tout fait morbide envisagé dans sa réalité; sa tendance,
plus ou moins libre ou entravée, à la conservation de
l'organisme, à la réintégration de l'activité hygide ; la
lésion enfin primitive ou secondaire, appréciable à nos
sens ou leur échappant, — la lésion, non plus isolée ni
passivement supportée, mais associée à la vie, causée et
causante, établie enfin dans tous ses rapports vrais avec
les actes vitaux qui se groupent autour d'elle. Je préfère
cette définition, ou, pour mieux dire, sa forme, à la

forme de la définition première indiquée, et plus spécialement calquée sur la définition générale de la vie. Je
m'arrête à cette forme parce qu'elle est plus spécialement
médicale, plus traditionnelle, plus près des définitions
données par les grands maîtres de l'art; elle est plus
d'un clinicien que d'un philosophe; et s'il faut qu'en
médecine le clinicien et le philosophe, l'un observant la
nature, l'autre affirmant le nécessaire, se rencontrent en
une union profonde, il n'est pas moins vrai que le langage que nous devons préférer est celui du clinicien;
c'est le plus propre, d'ailleurs, à vulgariser les principes
de la science.

Quelques médecins vitalistes, préoccupés surtout du
but, de la tendance de la maladie, ont cru mieux rendre
ce fait en définissant la maladie une *fonction accidentelle et anormale de l'organisme.* Mais ce mot fonction
doit être réservé, ce me semble, pour la langue physiologique, et convient mal à la langue pathologique. Il
implique un but plus spécial, plus circonscrit et défini, que ce but essentiellement général de la résistance
contre les causes de destruction, et des efforts conserva-
teurs et réparateurs de l'organisme. D'autant plus qu'une
fonction suppose ordinairement une action libre contre
laquelle les difficultés éventuelles sont rares, bornées,
tout à fait exceptionnelles, en dehors du cours ordinaire
des choses; tandis que malheureusement le contraire a
souvent lieu en pathologie. La maladie, fonction, trouve

trop souvent devant elle des obstacles insurmontables ;
presque toujours sa marche est entravée par des compli-
cations inattendues. Parfois même la fonction médicatrice
est si obscure, si écrasée sous la violence affective, qu'on
est presque tenté de la méconnaitre, et qu'on ne peut
la proclamer que comme vaincue. D'ailleurs, ce mot
fonction n'ajoute rien à la définition; et, conduisant à
en supprimer la dernière partie, c'est-à-dire l'affection
contre laquelle lutte l'organisme, il tend à rendre la
définition moins complète, j'oserai dire moins vraie; il
fait, en apparence du moins, la part trop large à la réaction et à son but déterminé, à l'idée fonction, en un
mot. En résumé, la définition vitaliste doit comprendre
ces deux termes réaction et affection, la première déterminée par la seconde et dirigée contre elle.

La clinique, l'étude des faits isolés viennent-elles con-
firmer les notions fournies par la médecine philosophique? La réaction et le but que nous lui avons reconnu
sont-ils des faits que l'observateur véritable ne saurait
méconnaitre? Non-seulement il en est ainsi à nos yeux,
mais nous croyons même que cliniquement tout est incom-
préhensible en dehors du mode vitaliste d'interpréter
la maladie. Pour mieux établir cette vérité, choisissons
successivement quelques exemples parmi les cas où la
reaction est nulle et l'affection tout, parmi ceux où elle
est obscure et n'apparait que comme résistance active à
l'affection, parmi ceux où elle est évidente, et enfin, dans

ces derniers cas, ceux où elle parait conduire au mal,
ceux où elle amène au bien.

Dans les premiers cas, lorsque l'affection est telle que
la réaction ou la résistance active est absolument nulle,
la mort est instantanée, et, nous ne craignons pas de le
dire, il n'y a pas de maladie. Ainsi, un décapité n'est
n'est pas malade, la vie est tranchée dans sa source, il
n'y a pas de réaction. Une apoplexie foudroyante, qui
dilacère profondément la pulpe cérébrale, et entraine
pareillement une mort instantanée, n'est pas non plus
une maladie, en tant du moins que ce n'est pas l'acte
final d'une série d'actes morbides antérieurs et apprécia-
bles. Il en est de même de toutes les morts par destruction
subite et violente des parties essentielles à la vie. Admi-
rons ici, par une rare occasion, le bon sens populaire.
Vous vous informez de la maladie d'un homme mort de
la sorte; on vous répond : Il n'a pas été malade; il est
mort d'accident.

Il est d'autres cas où la réaction n'apparait guère que
comme résistance active et ne peut prendre le dessus,
soit parce que les causes de l'affection sont persistantes,
et que celle-ci gagne toujours, soit parce que les causes
affectives, délétères et malignes au plus haut degré, ont
laissé sur l'organisme une invincible et mortelle impression. Ainsi, supposons un homme exposé à l'action d'un
froid intense; après une résistance plus ou moins longue,
les parties extrèmes des membres s'engourdissent, la

circulation s'y ralentit, s'arrête ; si l'action du froid continue, l'affection s'étend et peut atteindre les organes centraux de l'économie, la mort arrive enfin par la persistance d'action de la cause. L'économie ici a résisté, réagi ; il y a eu maladie réelle, mais comprimée et sans espoir de guérison possible, car la réaction n'a jamais été maîtresse et librement agissante. Notons encore les cas où la cause affective, par sa nature maligne et son action pernicieuse, frappe de mort l'économie, comme dans le choléra, par exemple, où il n'y a espoir fondé de guérison que lorsque la réaction est jugée possible et se manifeste en effet. On peut encore ranger sous ce chef ces maladies dites affectives par l'école de Barthez, et qui comprend les maladies chroniques vouées à une fin malheureuse. Nous ne pouvons admettre que ces maladies soient exclusivement constituées par l'affection. La réaction quelqu'affaiblie et obscure qu'elle soit, y apparaît toujours comme force active de résistance tout au moins, si non comme force médiatrice efficace.

Viennent enfin les maladies, et ce sont les plus nombreuses, où la réaction se développe plus largement, prépare les éléments de reconstitution hygide, élimine les principes hétérogènes ou les assimile, triomphe du mal par des procédés réguliers, par des crises diverses. Cette réaction, considérée dans son but salutaire, a reçu l'admirable nom de nature médicatrice. Mais celle-ci n'a pas toujours la puissance de surmonter le mal ; après une lutte plus ou moins longue, après des alternatives souvent bien variées, la nature médicatrice est épuisée, et la vie s'éteint sous l'affection qu'elle n'a pu vaincre. Quelquefois même les moyens qu'emploie la nature tournent à mal, et la réaction, de salutaire qu'elle était ou devrait être, devient funeste. C'est que l'organisme, dans ses réactions contre les causes morbides qui ont agi sur lui, autrement dit contre les affections, obéit à des lois générales, tracées en vue de l'acte majeur de la délivrance, pour tout un ordre de faits, mais non en vue de tel ou tel cas particulier, dans lequel, au contraire, sera fatal l'acte ordinairement salutaire. Et ces lois, c'est un de leurs caractères, sont peu nombreuses, se ressemblent, se touchent toutes; la nature a peu de procédés curateurs; elle n'est variée que dans l'application qu'elle en fait.

Mais si, dans certains cas, l'impuissance des réactions est trop vraie et va quelquefois jusqu'à les faire méconnaître, si même elles semblent parfois funestes et conduisent à un mal particulier par les voies instituées pour le bien, combien leur puissance est habituellement manifeste et souvent merveilleuse! Qui de nous n'a été confondu devant les ressources infinies de la nature! Elle opère tous les jours des prodiges qui font assister le médecin observateur aux plus admirables spectacles, et ce sont les médecins qui les ont le mieux compris et médités, qui sont restés dans l'histoire nos plus hautes intelligences et les praticiens les plus éminents. Tout Hippocrate est là, et les sources les plus pures de l'art y sont aussi. Exposer les enseignements fournis par ces spectacles est donc l'un des plus considérables sujets que puisse se proposer le génie de l'homme vieilli et toujours inspiré à l'observation de la nature vivante ! Pourquoi faut-il que les maîtres aujourd'hui ne puissent à cet égard enseigner les générations qui s'élèvent ! Et combien pourtant celles-ci ont besoin de renaître à ces pensées, à ces fécondes études, pour y régénérer leur art !

Tel est, dans ses traits principaux, le dogme vitaliste de la maladie, lequel est, à proprement parler, toute la médecine et tout l'art de guérir. Ce dogme n'appartient, dans toute sa pureté, qu'à la notion vitaliste de la vie uniquement envisagée dans ses rapports nécessaires, c'est-à-dire conçue comme une loi primordiale manifestée à notre observation et à nos recherches par l'organisme humain. Reportons-nous en effet, aux autres notions de la vie fournies par les systèmes animistes ou par l'organicisme moderne, et essayons d'en déduire l'idée correspondante de maladie.

L'action du principe vital ou de l'âme unique et intelligente, donnant à la fois la pensée et la vie, doit nécessairement se retrouver dans la conception de la maladie, laquelle sera donc une affection de ce principe vital ou de cette âme intelligente. Or, cette hypothèse ne maintient les conditions fondamentales de la maladie

établie par la doctrine vitaliste qu'en les défigurant ou
en les exagérant. Ainsi, l'activité, la réaction contre le
principe du mal appartient en propre à la substance
immatérielle posée au dessus du corps vivant, lequel
n'est ici que le royaume où la première règne et gouverne.
D'un autre côté, le but de la réaction est placé en regard
de cet être simple et se déterminant; par suite on est
naturellement porté à concevoir une confiance extrême
en cet être à qui l'on attribue inévitablement toute l'intelligence des fonctions pour lesquelles il est créé. Pour
le vitaliste, l'organisme vivant obéissant, dans sa réaction, à des lois éternelles et générales, établies pour tout
un ensemble de choses, mais en dehors, par conséquent,
des indications et des besoins particuliers, n'a pas une
intelligence toujours éveillée directement contre le mal
spécialisé, et peut aller même contre les besoins et la
conservation de l'individu. Mais il ne saurait en être ainsi
pour le médecin qui croit ces fonctions dévolues à un être
simple, instituée en cette vue, surtout si cet être est l'âme intelligente. L'idée théorique dès lors obscurcira les regards
et l'observation de ce médecin placé en face de la nature
réagissante; il sortira inévitablement des faits et de leur
saine interprétation pour s'égarer dans la contemplation
nuageuse d'un être fictif, libre, à volontés distinctes, et
dont il cherchera souvent les traces perdues ou impossi-
bles sur la matière vivante mise en mouvement par sa
spontanéité propre, et réglée par des lois imprescriptibles,

parfois aveugles, en apparence, pour un cas déterminé. C'est ce qui fait que ce mot de principe vital ou d'âme, reparaissant à tous moments dans la langue pathologique, dans les descriptions morbides, dans la détermination des indications thérapeutiques, donne à toute la science une couleur singulière, et en fait comme une peinture de régions imaginaires et fantastiques, où l'esprit du peintre crée les apparitions qu'il évoque et rend, plutôt que la peinture solide et lumineuse du monde réel, dans lequel la vie, calme ou agitée, remplit et anime l'espace. Aussi, le langage, les pensées, la confiance, la pratique des médecins logiquement animistes, ont-ils toujours quelque chose de vague ou d'excessif qui est bien loin de la netteté de vue, de la confiance motivée à chaque fois, ou de la surveillance attentive, de la méfiance même, qui distingue les vrais praticiens vitalistes. L'histoire d'ailleurs nous montre les uns et les autres, les médecins animistes et les médecins vitalistes, s'inspirant en réalité de leurs croyances premières, et mettant la pratique et l'art en harmonie avec ces croyances.

L'organicisme va à l'opposé des notions doctrinales fournies par le vitalisme sur la maladie; il a été vraiment fidèle à ses principes dans la définition qu'il a généralement adoptée sur ce sujet. C'est même cette définition qui permet, en remontant à la conception de la vie qu'elle présuppose, d'attribuer rigoureusement cette conception à l'organicisme moderne, et de l'y ramener comme point de départ; car, d'ordinaire, l'organicisme est peu soucieux de rechercher sa raison d'être fondamentale, sa valeur propre en philosophie médicale. Pour résumer toutes les définitions organiciennes de la maladie, au reste à peine variées dans la forme, je citerai la définition donnée par un des plus élevés représentants de la médecine moderne, dont les inspirations pratiques et les tendances contrastent d'ailleurs avec les dogmes professés, et dont l'influence eût été si grande pour le bien et le vrai s'il eût repoussé dans son enseignement et dans ses écrits ce qu'instinctivement il repoussait si fréquemment dans ses déterminations au lit du malade. « La maladie, dit M. Chomel, est un état caractérisé par une aberration notable, survenue soit dans les dispositions matérielles des liquides ou des solides, soit dans l'exercice d'une ou de plusieurs fonctions. » On le voit, il n'y a rien dans cette définition en dehors des lésions et des troubles d'organes. On sait maintenant ce qui en est exclu pour le médecin vitaliste : c'est l'activité vitale si souveraine dans cette réunion d'actes qui constitue la maladie; c'est la notion de la cause qui donne la raison d'être de ces soulèvements anormaux de la vitalité, qui fournit la règle et l'unité de ces manifestations actives associées; c'est enfin la notion de la tendance à la conservation, de la nature médicatrice, qui indique le but général de cette activité anormale, de cette association convergente d'actes vitaux. La mention unique de lésion et de trouble qui forme cette définition est

même créée en dehors des conditions vraies; car l'affection qu'elle constitue comme fait exclusif de la maladie
n'a sa valeur réelle, qui est celle de causalité, que lorsqu'elle est reliée et à l'idée de réaction et à l'idée du but
de cette réaction.

Que maintenant, par une vue sûre, lente et d'ensemble, on s'efforce d'embrasser ce que doit être, en vitalisme
et en organicisme, l'histoire entière des maladies, leur
interprétation, l'art de les conduire ou de leur résister,
de leur obéir ou de leur commander, tout l'art de guérir
en un mot. Quel tableau à contempler! Combien il est
saisissant, combien il élève l'esprit par une inspiration,
non pas subite et enthousiaste, mais graduelle, soutenue,
se développant enfin pleine et assurée! Pour moi, ces
méditations sont d'un charme puissant, et j'éprouve à
m'y abandonner un attrait irrésistible alors que je fran-
chis le seuil de mes salles d'hôpital, où la solitude est si
favorable au recueillement, et qu'absorbé dans la pensée
de la nature vivante et réagissante, je passe d'un drame
morbide à l'autre, les comparant tous, et essayant d'en
pénétrer le sens caché, la valeur, la tendance, l'issue
enfin qui se prépare à chacun. Combien alors mes convictions redoublent, et avec quelle force intime je me
sens pénétré des dogmes animés du vitalisme! Je ne comprends pas comment en dehors d'eux il me serait possible
d'entendre la science et les manifestations de la nature,
de croire à un seul précepte de l'art, d'être médecin enfin,

si peu que je le sois même avec eux. Combien surtout la pure médecine organique me serait lourde et mortelle, étoufferait dans leur germe tous les élans salutaires qui me peuvent soutenir dans les incertitudes, dans les obscurités inséparables de la pratique médicale ! Et je ne sais vraiment comment, sans la force intérieure que donne le sentiment des vérités suprêmes, et surtout en allant contre ces vérités, on peut résister aux tourments du doute qui se cache au fond de toute erreur appliquée; à moins que l'on n'arrive à une sorte d'indifférence, d'endurcissement professionnel, qui vous fait pratiquer l'art sans angoisses et suivre les voies battues sans hésitation douloureuse.

Je n'ai plus l'espace suffisant pour tracer même une courte exquisse des caractères qu'acquiert la science sous la doctrine vitaliste, comparés à ceux qu'elle offre aujourd'hui sous les systèmes de l'organicisme. On trouvera les traits principaux de ce parallèle dans une *Étude comparée du génie antique et de l'idée moderne en médecine*, que j'ai osé placer comme introduction aux *Instituts de médecine pratique de Borsieri*. Vous avez eu la bonté, Monsieur, de parcourir cette introduction à l'œuvre de Borsieri, et je serai heureux si elle a pu vous présenter en raccourci les développements du sujet qui s'offre à nous en ce moment, à savoir, comment par l'enchaînement des idées et la toute-puissance des notions premières, la science médicale, vivifiée d'un côté par le vitalisme.

livrée d'un autre par l'organicisme , se constitue dans toutes les parties en deux sciences distinctes, je dirai presque opposées. C'est qu'en effet, à un changement profond dans les principes correspond un changement pareil dans le sujet que l'on observe, dans le mode d'observation, dans le langage qui doit exprimer les qualités elles-mêmes du sujet, dans l'art, enfin, qui se fonde sur toutes ces connaissances. J'ai tâché de montrer comment, de chaque côté, le fait majeur de la maladie était pris dans un ordre différent, ici dans la cause, et là dans la lésion ; comment variaient, par suite, la détermination des espèces morbides et la description entière des maladies; quel langage convenait à l'un et quel à l'autre; point dont l'importance a été ravivée par les derniers débats de l'Académie de médecine (le langage de l'organicisme pur y a été repoussé, mais par des raisons accessoires , à mon sens, et qui ne tenaient pas au fond même des choses). J'ai enfin recherché quelles étaient, d'une et d'autre part, les bases de la thérapeutique et le but de l'art, et, en dernier lieu, la certitude qui devait s'attacher à chacune de ces deux interprétations de l'art de guérir. Tel était l'objet de ce travail de clinique générale que je ne peux répéter ici.

Avant de terminer, qu'il me soit permis de rappeler un fait signalé au début de ces lettres, et que l'on voudra bien reconnaître à présent, je l'espère : c'est que le vitalisme, fidèle à la philosophie expérimentale, voué à l'observation vraie et entière des choses, repoussant toute hypothèse parce que l'hypothèse rétrécit toujours le champ de la nature et de l'observation, le vitalisme, dis-je, admet et aime toutes les études, toutes les recherches, même les plus subtiles. Rien de ce qui touche à une fibre du corps humain ne lui est indifférent; il admet, il est vrai, des notions et des études que l'organicisme méconnaît, mais rien de ce que l'organicisme peut étudier et découvrir ne reste en dehors des préoccupations du médecin vitaliste. Croyez-le bien, monsieur, ce n'est pas lui qui repoussera les progrès, les tentatives nouvelles, qui contestera la valeur des moyens perfectionnés d'analyse; il aime la physique, la chimie, le microscope appliqués aux recherches physiologiques comme à l'anatomie pathologique, il les aime d'autant plus que, assis pleinement sur les notions fondamentales de la science, il n'a pas à craindre les écarts où pourraient entraîner ces recherches mal interprétées; il les aime parce qu'il sait les dominer, en user s'en faire des lumières nouvelles pour éclairer la science, et qu'il ne saurait courir le risque d'en composer une nuit où la science médicale se perd dans des ténèbres que chaque fait nouveau semble épaissir par un nouveau nuage.

Je finis, monsieur et très honoré confrère, en vous adressant tous mes remercîments pour votre bienveillant accueil à ces longues lettres; que l'importance du sujet dont elles traitent soutenait plus que les forces de celui qui les écrivait.

RÉPONSE

DU RÉDACTEUR EN CHEF DE LA GAZETTE HEBDOMADAIRE DE
MÉDECINE ET DE CHIRURGIE.

A MONSIEUR ÉMILE CHAUFFARD,

MÉDECIN DE L'HOPITAL D'AVIGNON.

Monsieur,

Il appartenait à celui qui, dès l'internat des hôpitaux,
publiait une brochure très remarquée sur le *vitalisme* (1846),
d'entreprendre de fixer le sens du mot et la portée de la
doctrine.

Je vous l'ai dit quand vous m'avez fait l'honneur de m'in-
terpeller à ce sujet, et je le répète tout haut, le débat qui
a eu lieu à l'Académie de médecine n'a eu d'autre résultat
que de constater un malentendu profond entre Paris et
Montpellier, et de mettre en relief, chez plusieurs orateurs,
une inexpérience complète et de la question elle-même et
de la langue philosophique. Je ne flatte donc pas nos représentants de l'organicisme; mais, en même temps, je crois
que les causes du malentendu et de la confusion ne sont
pas entièrement à leur charge. Le vitalisme ne doit pas
s'attendre à être toujours compris, depuis qu'il a rompu

son antique unité, depuis qu'il a constitué l'anarchie dans son propre sein et créé à son usage une technologie parfois singulière. De plus, si son expression a été souvent défigurée par les organiciens, les vitalistes, de leur côté, ne se sont pas fait faute de défigurer l'expression naturelle et légitime de l'organicisme, de lui imposer des conséquences où il ne tend nullement, et de lui en interdire d'autres qu'il a tout droit de revendiquer. Voilà pourquoi, monsieur, j'ai regardé comme une bonne fortune pour la GAZETTE HEBDOMADAIRE DE MÉDECINE ET DE CHIRURGIE que les termes du débat y fussent posés et définis par un écrivain né en plein vitalisme, constamment appliqué à mûrir par l'étude les fruits de l'enseignement paternel, et personnellement désintéressé de tout système. Il m'a paru que votre conception du sujet devait être celle de la majeure partie de la secte vitaliste, et je ne pense pas m'être trompé.

Mon intention n'est pas de vous suivre dans tout le développement de votre remarquable profession de foi, mais seulement de m'attacher aux points par lesquels elle touche plus ou moins directement les vues et les doctrines de la GAZETTE HEBDOMADAIRE. J'en remarque principalement deux : l'un relatif aux termes dans lesquels doit se limiter le problème de l'organisme vivant; l'autre, qui concerne la vraie signification et les principes de l'organicisme.

I. Je n'approuve pas plus que vous qu'on prétende à l'impossible, et le roc de Prométhée me sourit d'autant moins, que, n'ayant rien de commun avec Hercule, je pourrais y rester longtemps. Mais je ne me plais pas davantage au vague, à l'indéterminé ; je ne consens pas à ce qu'on s'engage dans une question profonde sans descendre jusqu'où l'aide du raisonnement peut conduire et soutenir la recherche. Aussi ne puis-je partager votre sévérité envers ceux qui croient devoir se préoccuper du dualisme de la matière vivante. Cette prétention a des antécédents trop glorieux pour être aussi condamnables. Sous la forme religieuse ou sous la forme philosophique, dans l'Inde ou dans la Grèce, le premier problème auquel se soient heurtés les grands penseurs des temps antiques a été précisément celui de deux principes, l'esprit et la matière, se joignant dans une lutte ou dans un embrassement éternel (selon le point de vue systématique), pour former l'univers tel qu'il nous apparaît. C'était, dès les premiers pas, la plus grande hardiesse que pût se permettre l'esprit humain. A plus forte raison ne se gêna-t-on pas pour poser et pour résoudre la question d'un principe générateur et moteur de la matière animée, ayant une individualité propre et se manifestant suivant des lois spéciales. Toute l'antiquité, tout le moyen âge et les temps modernes, les prêtres, les philosophes, les médecins, n'ont pas de question dont ils soient plus préoccupés ; et il faut convenir que, s'ils s'égarent loin du sentier permis à la raison humaine, il n'y a pas de découverte qui ait coûté autant de génie que cette illusion. Est-ce donc par fantaisie, par une sorte de vertige communicatif, que la pensée de tous les temps et de tous les lieux s'est ainsi précipitée vers le même point ? Non ; c'est quelle y était entraînée irrésistiblement, et je ne voudrais pas d'autre preuve de la légitimité de la recherche que l'universalité des efforts qu'elle a suscités. N'alléguez pas, honoré confrère, l'incertitude persistante de la solution ; car je vous répondrais que cette incertitude est la fatalité des questions les plus humbles comme des plus élevées, et que le vitalisme lui-même, réduit aux termes pratiques que vous exigez, partage encore à certains égards les esprits, comme les partageaient le mécanisme et le dynamisme au temps de Démocrite et d'Héraclite.

Au fond, sur quoi porte la dispute du vitalisme et de l'organicisme ? L'organicisme ne nie pas que la matière organisée ne soit vivante, qu'elle ne soit active, que cette activité n'ait des lois, que de cette activité ne dépende le développement et la conservation de l'être. Personne, à coup sûr, ne conteste cela en fait. Quand donc le vitalisme s'affirme en opposition avec l'organicisme, il est tenu de se formuler autrement ; de dire, par exemple, que la vie dont la matière est douée ne procède pas de l'arrangement ni de l'action réciproque des molécules, que les lois de l'activité vitale sont autres que ne le croient les organiciens, etc. Mais si la vie n'est pas une qualité de la matière, un phénomène dont la matière soit le soutien, elle lui vient donc du dehors ; elle a donc ailleurs que dans la molécule ou dans le rapport d'une molécule à une autre molécule, sa source, sa cause, son principe enfin. Ainsi, l'existence d'un principe de vie, telle est la conséquence finale à laquelle doit aboutir le vitalisme, sous peine de se nier lui-même. Et voilà la raison du grand embarras où s'est trouvé Barthez. Imbu de l'esprit de la méthode expérimentale, engagé fort avant, malgré quelques apparences contraires, dans la philosophie du XVIIIe siècle, Barthez répugnait à proclamer la réalité du principe que rendait pourtant nécessaire son interprétation de l'organisme vivant. De là ses divergences de langage et le vague de ses réticences. Aristote, à qui l'on a reproché déjà quelque indécision, est néanmoins plus explicite. S'il ne veut pas que l'âme, qui est pour lui le principe de la vie organique, puisse être séparée du corps, et si, à ce titre, il en défère l'étude aux naturalistes, il professe nettement, du moins, que, sans l'âme, la matière n'aurait jamais la vie, et que c'est l'âme qui la lui apporte, conséquent en cela avec l'un des premiers préceptes de sa métaphysique : « Celui qui veut étudier une science pour elle-même, choisira entre toutes celle qui est *le plus science*: or, cette science est la science de ce qu'il y a de plus scientifique, et ce qu'il y a de plus scientifique, ce sont les *principes et les causes*, » Vous savez comment Stahl a complété et étendu la pensée d'Aristote. Vous proposez de revenir à la *nature* d'Hippocrate : ce mot ne compromet rien en effet, mais, pour revenir réellement à Hippocrate il ne faudrait pas seulement reproduire ses expressions, il faudrait ressusciter sa pensée. Or, croyez-vous que ce grand esprit n'ait pas été tourmenté des mêmes problèmes que vous voudriez biffer de la philosophie médicale? Il s'en préoccupe si bien, qu'il ébauche un véritable animisme, et, plus encore, bâtit sur la nature de l'âme une théorie qu'un médecin qui a fait de l'étude de la chaleur une sorte de spécialité, M. Jules Guyot, à chercher à réhabiliter, en l'appropriant à la science contemporaine. Galien aussi employait le mot *nature*, qui était d'ailleurs dans la bouche de tous les médecins de son temps; mais qu'est-ce que la nature à ses yeux ? *La cause de la formation du fœtus*, cause dont il déclare ne pas connaître la substance ; ce qui équivaut à dire qu'elle en a une quelconque.

Vous prétendez, savant confrère, échapper à cette nécessité de toutes les époques de la philosophie. Voyons donc à quelles conditions, et comment vous vous y prenez. Vous commencez par déclarer que le vitalisme ne doit pas être une *explication de la vie*; mais purement et simplement *la notion qui a pour sujet le fait de la vie*. Mais, ajoutez-vous aussitôt, pour arriver à la notion de la vie, comme fait, il faut *rechercher la raison d'être de ce fait*, c'est-à-dire *sa cause*, et la cause est *ce dont l'action rend nécessaire la succession d'un phénomène à un autre*. Jusqu'ici vous raisonnez comme Aristote. La vie est un fait, ce fait a une cause, et cette cause il faut la rechercher. Je ne dis pas pour mon compte autre chose; mais dès que vous entrez dans le développement, vous changez gravement les termes de la question, et vous donnez comme objet à la recherche, non plus la cause de la vie, mais *les rapports de causalité de la vie* (ce qui est un peu moins clair), ou encore la vie *comme loi*. Or, ici, le fil ordinairement si droit de vos déductions se relâche et s'embrouille légèrement. La cause et la loi ne sont point identiques. La vie ne saurait être une cause en tant que loi, ni une loi en tant que cause. Si vous voulez n'étudier que la loi et négliger la cause, soit; mais qui est-ce qui n'a pas la prétention d'étudier la loi de la vie ? Il en est même qui assurent l'avoir trouvée. De deux choses l'une : ou la loi de la vie signifie pour vous la succession et la relation réciproque des phénomènes par lesquels la vie se manifeste, et alors c'est un objet de recherches ouvert à toutes les doctrines et accepté par toutes ; ou la loi est pour vous adéquate au fait, et je dis que votre loi n'est rien de moins ni de plus qu'une cause. Mais si la vie est une cause, elle est nécessairement distincte de l'organisme, qui est son effet, et vous voilà malgré vous sur le chemin que vous déclarez conduire aux abîmes ; vous aboutirez, si vous allez jusqu'au bout, à l'animisme de Stahl, au vitalisme de Barthez, ou à celui de M. Lordat.

Vous me reprocheriez d'interpréter ainsi votre pensée sans mentionner votre comparaison de la vie avec l'attraction. La vie, dites-vous, est *la loi du monde organisé* ; l'attraction est *la loi du monde inorganique*. Je retrouve là un souvenir de la *Revue médicale*, d'autant mieux à sa place dans vos articles, qu'il se lie à une discussion où vous êtes intervenu avec talent il y a déjà une dizaine d'années. Eh bien, quoi que vous en puissiez dire, quoi qu'en ait pu dire M. Cayol dans une brochure récente, cette comparaison célèbre, dans les conditions nécessaires du problème de la vie, manque absolument de rigueur. L'attraction, qu'on la considère comme en puissance ou comme en acte, est une action exercée par un corps sur un autre ; les deux termes nécessaires de toute action, l'actif et le passif, sont connus ; expliquer l'attraction serait donc expliquer pourquoi et comment ce corps est attiré par le corps voisin, et non par quelle source celui-ci a reçu le pouvoir d'attirer. La vie, au contraire, n'a qu'un terme apparent, la molécule, et il s'agit de savoir comment cette molécule vit, sent, se meut, sans y être sollicitée autrement que par une force interne, la détermination de ce second terme est tout le problème. Je parle d'expliquer *l'attraction* ; je pose ainsi la difficulté telle qu'elle m'est présentée ; mais, en réalité, ce n'est pas à quoi sont obligés ceux qui croient pouvoir admettre une force vitale distincte. Newton, d'un côté, et les vitalistes, de l'autre, sont préoccupés de la cause d'un phénomène, d'un mouvement : ici du mouvement des planètes, là du mouvement de la vie. Newton découvre que la matière attire la matière suivant de certaines lois ; ce qu'il *explique*, ce n'est donc pas *l'attraction*, c'est le mouvement, et la force attractive est le principe actif de ce mouvement. Quand donc le vitaliste, pour expliquer le fait de la vie, suppose une force primordiale, génératrice et organisatrice, il raisonne précisément et conclut comme Newton ; et il n'irait au delà que si, cette force admise, il cherchait à en pénétrer la nature, — ce qui, après tout, ne serait pas défendu, pourvu qu'on n'affirmât pas cette nature avant de l'avoir trouvée. Mettez *vis formatrix* au lieu de *vis gravitatis* dans le beau passage suivant, et vous aurez une déclaration que signera volontiers M. Lordat :

« Hactenus, phænomena cœlorum et maris nostri per vim gravitatis exposui, sed causam gravitatis nondum assignavi. Oritur utique hæc vis a causa aliqua, quæ penetrat ad usque centra solis et planetarum, sine virtutis diminutione ; quæque agit non pro quantitate *superficierum* particularum, in quas agit (ut solent causæ mechanicæ), sed pro quantitate materiæ *solidæ* ; et cujus actio in immensas distantias undique extenditur, decrescendo semper in duplicata ratione distantiarum. Rationem vero harum gravitatis proprietatum ex phænomenis nondum potui deducere, et hypotheses non fingo. Quidquid enim ex phænomenis non deducitur, *hypo-*

thesis vocanda est ; et hypotheses seu metaphysicæ , seu physicæ , seu qualitatum occultarum , seu mechanicæ, in *philosophia experimentali* locum non habent. In hac philosophia propositiones deducuntur ex phænomenis , et redduntur generales per inductionem. Sic impenetrabilitas, mobilitas et impetus corporum et leges motuum et gravitatis innotuerunt. Et satis est quod gravitas revera existat , et agat secundum leges a nobis expositas , et ad corporum cœlestium et maris nostri motus omnes sufficiat (Newton , *Philosophiæ naturalis principia* , p. 550.)

Enfin, permettez-moi de vous faire observer que l'attraction n'est pas une loi comme vous voulez que soit la vie. Elle est soumise à de certaines lois ; mais au sens de la physique , c'est une force, et une force résidant sans doute dans la matière, mais distincte du corps sur lequel elle s'exerce. Si donc on voulait absolument la comparer à la vie , il faudrait considérer aussi la vie comme une force spéciale, qui, en pénétrant la matière, la constituerait à l'état d'organisme vivant.

Je suis bien intéressé, vous le savez, à défendre les partisans de la force vitale ; car j'admets cette force , je l'admets distinctement, sans rien décider de sa source, de son essence, de son mode de rapport avec la matière organisée ; je l'admets comme un dogme conséquent du vitalisme, qui, sans cela (excusez ma plaisanterie dans un sujet si grave), ressemble quelque peu à un pont sur lequel tout le monde passe, et bien connu des habitants de votre ville.

Il me reste maintenant, en passant à la seconde question que je me suis proposée, à rechercher ce que peut et doit être la maladie dans la doctrine vitaliste et dans la doctrine organicienne, et à montrer, j'espère, qu'elles ne sont pas aussi ennemies que vous paraissez le croire.

II. Selon vous, honoré confrère, ce que je prends pour « une profession de foi vitaliste » n'est rien autre chose qu'une « déclaration d'animisme ; » de sorte qu'il suffirait, pour appartenir à la secte des animistes, « d'admettre l'action primordiale d'un être simple » ou d'une force sur l'agrégat humain. Mais je vous demande alors quelle qualification vous réservez à ceux qui, continuant la tradition aristotélienne, fond découler d'un même principe, qu'ils appellent *âme*, et les mouvements organiques et les manifestations de la pensée ; aux stahliens, par exemple, ou aux thomistes modernes. Si vous me dites que ce sont aussi des animistes, comme ils sont en effet, je vous réponds qu'il faut conséquemment caractériser, par une désignation particulière, l'animisme de ceux qui, à l'encontre des premiers, séparent soigneusement le principe de la vie organique du principe de la vie intellectuelle et morale ; de même que Platon, de qui ils procèdent, distingue, par une terminologie appropriée, les deux parties qu'il accorde à l'âme. A cette condition, il est facile de s'entendre : les mots importent peu si l'on est d'accord sur les choses ; mais vous me permettrez de rappeler que l'expression de *vitalisme* a, dans l'histoire de la philosophie comme dans celle de la médecine, le sens que je lui attribue ; qu'il est d'ailleurs parfaitement logique et naturel d'appeler vitalisme la doctrine qui subordonne les mouvements organiques à l'action d'une force dite vitale, en laissant à la psychologie le problème de la pensée, et d'appeler animisme la doctrine qui range sous l'empire de l'âme tous les modes d'activité de l'être humain. J'ajoute que j'avais eu soin de dégager à cet égard ma position personnélle dans ces quelques paroles significatives : « Nous écartons l'âme du débat; ne parlant ici que d'organisation, nous n'avons à nous expliquer que sur la force qui organise. » (Gaz. Hebd. , p. 212 , t. II.)

Cela étant, je suis autorisé à suivre le vitalisme sur le terrain de la pathologie, sans avoir à répondre de toutes les extrémités de l'animisme. Je puis donc rechercher purement et simplement si, quand survient la maladie, c'est la force vitale qui, éprouvant quelque changement dans son mode d'action, dérange l'organisme, ou si c'est l'organisme qui, matériellement troublé, met obstacle à l'exercice régulier de la force vitale. C'est ce que j'ai fait dans mes précédents articles. Or, ici, je le confesse, j'impose à mon vitalisme des bornes que n'accepte vraisemblablement aucun des partisans du double dynamisme ou du monodynamisme, soit grec, soit chrétien. La raison de cette dissidence est tirée des entrailles même de la question : la rappeler en peu de mots sera donc poser le débat sur ses bases fondamentales.

La plupart de ceux qui, sous une forme ou sous une autre, ont reconnu la nécessité logique d'un principe organisateur et conservateur du composé vivant, se sont crus en droit d'attribuer à ce principe un certain nombre de facultés distinctes, ayant chacune le gouvernement spécial et direct d'une des principales fonctions de l'organisme, soit qu'ils n'aient considéré les facultés que comme des modalités du principe, soit qu'ils les aient constituées expressément en puissances secondaires, ayant leur part déterminée d'action et leur part de responsabilité, sous la direction de la puissance supérieure. D'Aristote à Van-Helmont, de Van-Helmont à Stahl, de Stahl à Barthez ; des facultés d'intelligence, de nutrition, de respiration et de locomotion aux archées, des archées aux forces motrices et sensitives, c'est toujours la même doctrine d'une cause mère, de laquelle découlent toutes les facultés de l'intelligence, comme s'échappent du palais liquide de Cyrène tous les fleuves de la terre :

Omnia sub magna labentia flumina terra.

Eh bien ! cette doctrine n'est à mes yeux qu'un arrangement tout artificiel de mots, qui ne répond à rien de clair et d'arrêté dans l'esprit. C'est une image impalpable, semblable à celle des régions fantastiques, qui s'évanouit dès qu'on essaie de la saisir : c'est une forme vide. Si j'essaie de comprendre ce que c'est qu'une faculté particulière d'une force simple, ou encore une force particulière d'un principe simple, non-seulement il m'est impossible de saisir un rapport quelconque entre les deux termes, mais je me heurte aussitôt à une contradiction. En effet, l'un des termes exprime ce qui est simple et un, à savoir la substance-force ; le second terme exprime le divers et le multiple, et c'est ce multiple et ce divers qu'on prétend faire sortir de l'un et du simple. Cette impossibilité devient plus manifeste encore quand on passe du point de vue ontologique à celui de la réalité physiologique et pathologique. Ces facultés de mouvoir, de sentir, de nourrir, qui appartiennent à la force *princeps*, qui en sont les attributs, sans lesquelles elle ne serait rien, opèrent néanmoins sans elle, et même malgré elle, et au rebours de ses intentions : la preuve, c'est qu'elle intervient pour réparer leurs méfaits, et c'est en cela que consiste l'*effort conservateur* des vitalistes. Que si je considère ces facultés en elles-mêmes, et non plus seulement en puissance, mais en acte, j'y vois de purs nominaux, des concepts dépourvus de toute existence réelle. Je comprends bien un principe actif, dont l'activité et l'unité répondent à l'activité et à l'unité de l'organisme ; mais je ne me fais aucune idée d'une faculté préposée à l'accomplissement des actes, si nombreux et si divers, qui constituent, par exemple, la nutrition. *Nutritivité, locomotivité, respirativité*, voilà la vaine formule à laquelle se réduit pour moi toute cette doctrine des facultés de la force vitale.

Ces conséquences, consenties ou non, mais obligées, du vitalisme dont je parle, sont-elles inhérentes à la conception vitaliste elle-même, et ne peut-on croire à un principe de vie sans en encourir la responsabilité ? Je m'élève, pour ma part, contre ce jugement.

Je confesse l'existence d'un principe général de l'organisme humain, parce qu'elle m'est démontrée par ma raison. Sans vouloir pénétrer l'essence de ce principe, je me borne à le considérer comme une cause de la nature de celles que la philosophie appelle *immanentes*, c'est à dire ne se séparant pas de leur effet. Mais, en même temps, je remarque que le même problème peut et doit-être posé à l'égard des végétaux et des minéraux ; car eux aussi ont leur unité. Si l'action réciproque des molécules organiques ne rend pas un compte suffisant de la spécificité de la forme humaine, de la reproduction du type, de l'harmonisation des parties constituantes, il n'est pas plus aisé d'expliquer par le même principe la constitution d'un arbre, ni pourquoi un cristal a nécessairement telle forme, tant de facettes, tant d'arêtes, ou cesse d'exister. L'activité spontanée de la matière ne résout pas mieux la difficulté à l'égard d'un minéral qu'à l'égard de l'être animé ; car l'activité n'est qu'un mouvement, et le mouvement convergent d'un nombre quelconque de molécules ne peut donner que la juxtaposition et non l'harmonie de rapports. Et c'est pourquoi Leibnitz lui-même, Leibnitz pour qui force et matière ne font qu'un, lorsqu'il veut se rendre raison de la machine humaine, impose à son assemblage de monades, une monade supérieure et régulatrice. L'existence de la loi d'harmonie, jusque dans les corps minéraux, se révèle surtout dans une curieuse expérience. « Lorsqu'un cristal, dit M. J. Béclard, a éprouvé sur l'une de ses arêtes, ou même à l'un de ses angles, une perte de substance peu considérable, il reprend sa forme primitive aux dépens des dissolutions salines identiques dans lesquels on le plonge (*Traité élémentaire de physiologie humaine*, p. 11). » N'est-ce pas là un acte de conservation ou de réparation, comparable à certains actes des organismes supérieurs, un retour à l'unité, à l'harmonie, un de ces faits qui eussent réjoui Pythagore ou Platon, en prêtant un merveilleux argument à l'antique théorie des nombres ? Le problème ainsi élargi, je ne me sens plus libre de chercher une explication pour la matière vivante et une autre explication pour la matière inanimée ; je les place l'une et l'autre en face des mêmes hypothèses ; et, étant admise l'insuffisance de l'activité moléculaire, je suis amené à supposer : — ou une force universelle, réglant toutes les combinaisons de la matière, créant les formes de tout, mais créant des formes différentes suivant le milieu matériel à travers lequel elle se déploie; — ou une quantité innombrable de forces ayant des rapports préétablis avec certaines qualités de la matière. Et je croirais obéir encore à une curiosité naturelle, si je me posais cette question : la force individuelle ou les forces multiples, au lieu d'être simples à la manière de la monade, ne sont-elles qu'irréductibles dans leurs éléments propres et liées avec les choses par des rapports définis et invariables, et ne sont-elles pas d'essence matérielle? Notre Galien ne se gênait pas pour poser la question — il est même aisé de voir qu'il penche vers l'affirmative, — et Lavoisier, dans un remarquable passage que je regrette de n'avoir pas sous les yeux, osait mesurer la déperdition de la force intellectuelle dans le travail de cabinet sur la somme de travail organique accompli par le cerveau.

De telles vues n'ont rien de si étrange qu'on doive s'en moquer ou s'en effrayer. L'air était autrefois un fluide impondérable. On revient aujourd'hui à l'éther. Si le fluide électrique, au lieu d'être assez subtil pour traverser les corps les plus denses, pouvait être coercé comme l'air, vraisemblablemant on le trouverait pesant. Quelle folie ou quel blasphème y aurait-il à penser qu'il en peut être de même de la force vitale? Mais je regrette presque, cher confrère, de soulever ces questions, ne pouvant y consacrer les développements nécessaires ; je me hâte de vous avouer que j'ai quelque faible pour la théorie de la force

universelle ; et quant à la nature essentielle de cette force,
je vous ai dit tout à l'heure que je ne la préjugeais pas ; je
disais plus haut qu'il n'était pas sage d'aller au-delà de la
conception d'Aristote, et j'ai présenté la force comme une
substance simple ; c'est déclarer que jusqu'ici je ne me crois
pas autoriser à lui reconnaître une existence concrète et
matérielle, comme est celle d'un fluide. Pour vous confier
toute ma pensée, je ne suis pas bien sûr de n'être pas en
cela trop timide ; mais vous allez voir qu'il n'est pas besoin,
pour l'objet de cette lettre, que ces diverses questions soient
résolues. Ce sera l'excuse de ma brièveté, si c'est la condam-
nation de ma hardiesse.

Ma conception de la force vitale, si différente de celle
des vitalistes, m'affranchit des déductions arbitraires que
je leur ai reprochées. Je ne demande à la force que la
détermination de la forme ; et sous ce mot, je n'entends
pas seulement la forme extérieure, la délimitation des surfaces, mais la forme interne, le rapport réciproque des
parties composantes, en un mot, tout l'homme ou toute la
plante. Je lui demande de faire que toutes les molécules
qui s'ajoutent à l'œuf imprégné soient agencées de telle manière qu'il en résulte, non une masse quelconque, mais
un être animé ; non un être animé quelconque, mais tel
ou tel être, selon, je le répète, qu'elle se jouera à travers
tel ou tel milieu matériel. Je lui demande, enfin, d'être
conservatrice en même temps que formatrice, c'est à dire
de continuer son action pendant toute la durée de l'être.
La mort de l'être sera la conséquence nécessaire du retrait
de cette force. Voilà ma force vitale. Mais au-dessous de

cette action supérieure, et dans ce cadre obligé, là où d'autres voient des *facultés* de la force, je ne vois que des *propriétés* de la matière organisée, soit que ces propriétés procèdent entièrement de l'arrangement intrinsèque de la fibre, soit quelles résultent d'un rapport de parties, comme d'un muscle avec un filet nerveux, soit enfin qu'elles rentrent simplement dans l'ordre physique ou chimique. La sensibilité et la motilité sont donc pour moi des propriétés de la fibre organique. Je n'épouse pas assurément la physiologie du *Traité de l'homme*; mais quand je vois un aussi grand esprit que Descartes se contenter, pour expliquer l'être humain, d'une statue préalablement disposée par Dieu (Dieu ou Force, c'est tout un dans la question actuelle), et dont toutes les parties soient douées de mouvement; quand je lis cette phrase : « Je désire que vous considériez.... que toutes les fonctions que j'ai attribuées à cette machine, comme la digestion des viandes, le battement du cœur et des artères..., suivent tout naturellement *de la seule disposition des organes*, ne plus ne moins que font les mouvements d'une horloge ou autre automate de celle de ses contre-poids et de ses roues; » quand je l'entends condamner nominativement les âmes végétatives et sensitives, — service éminent, relevé dans une thèse par un professeur de la Faculté de Montpellier, M. le docteur Jaumes ; quand je considère la grande, l'heureuse influence de la physique et de la physiologie cartésiennes sur les destinées de la science moderne, cela me réconforte un peu contre les accusations de *matérialisme*, de *grossier anatomisme*, dont on accable si aisément ceux qui font une grande part à la matière organisée dans l'explication des phénomènes de la vie.

Voilà bien des préliminaires pour arriver à la considération de la maladie ; mais à la fin, m'y voici.

III. Je fais le raisonnement suivant : La maladie ne peut procéder d'un dérangement quelconque d'une ou plusieurs facultés de la force vitale, ces facultés étant purement nominales et sans existence réelle. Reste donc qu'elle ait son origine, ou dans la force vitale elle-même, ou dans le composé vivant. Si, comme l'ont cru des penseurs éminents, la force vitale avait pour support un principe matériel, par conséquent divisible, mais en même temps irréductible quant à sa composition et quant à la spécificité de son action, il serait déjà passablement difficile de tirer la maladie d'une modification de ce principe ; car le changement, ne pouvant être relatif à la qualité, porterait nécessairement et exclusivement sur la quantité ; la force ne varierait que du plus au moins ou du moins au plus, et toute la pathologie se réduirait à un système dichotomique. Ajoutez que la possibilité d'une variation quantitative dans une force primitive de la nature, sans anéantissement immédiat du composé qui n'est tel que sous l'empire et par l'action de cette force, est de soi fort incertaine, et qu'elle échapperait même à toute conception si on l'entendait de la force universelle, puisque ce qu'elle pourrait perdre ou ce qu'elle pourrait gagner dans un certain moment irait nécessairement à un autre source ou en viendrait, en vertu de ce double principe qu'une force quelconque ne peut pas se créer d'elle-même, non plus que périr en tout ou en partie, et qu'ainsi, dans les deux cas, elle cesserait d'être universelle. Que si la force vitale est considérée comme simple et indivisible, la question devient plus claire encore. Manifestement une telle force ne peut ni s'accroître, ni diminuer, ni s'altérer, et conséquemment elle ne peut jamais être cause directe et primitive de maladie. C'est ce que j'ai cherché à établir ; c'est ce que vous reconnaissez vous-même par ce passage de votre seconde lettre : « Mais, dira-t-on, on ne saurait concevoir la lésion d'un être simple, d'un principe vital : *rien n'est plus vrai.* » Et plus explicitement encore dans ce passage de votre *Essai sur les doctrines médicales* : » Si l'on se rend un compte plus exact des hypothèses de l'animisme, on verra que, s'il y a deux substances, elles sont telles que l'une, toute supérieure, est nécessairement active de sa nature ; c'est la substance simple, âme, principe vital. On ne peut, en effet, la concevoir autrement qu'active. *Qui dit principe vital altéré, lésé, exprime une impossibilité.* » Comment se fait-il, pourtant, qu'étant d'accord avec moi sur ce point capital, vous ne vouliez pas, comme moi, que toute maladie procède de l'organisme, et que vous mettiez même au-dessus de cette doctrine la *pathologie animiste*; qui, toute fausse qu'elle est, aurait, suivant vous, *l'avantage* de pouvoir « invoquer l'activité du principe simple » ? Je passe le motif de cette préférence; je crois en avoir démontré l'inanité en signalant l'abîme qui sépare l'activité propre de la force vitale du fait de la maladie, et je ne m'explique pas très-bien que vous commenciez par rejeter l'action morbigène du principe vital pour excuser ensuite les animistes de s'en

servir. Mais ce qui me préoccupe, ce que je voudrais surtout éclaircir, c'est votre position dans le débat, ou plutôt
la position que vous entendez faire au vitalisme. A cet égard,
je crains que vous ne vous déclariez satisfait à trop bon
compte. Vos lettres sont un plaidoyer habile contre le principe vital, dont vous blâmez la recherche comme *oiseuse*,
et l'admission comme entachée d'*ontologie*. Donc votre doctrine à vous, votre vitalisme, doit placer le mobile de la
maladie ailleurs que dans le principe vital; et, comme après
ce principe il n'y a plus que l'organisme, vous êtes bien
forcé d'asseoir sur l'organicisme toute la pathogénie.

J'insiste. Ou il est certain que l'organisme est cause de
la vie, qui est alors un résultat, un effet; ou il est certain
que l'organisme est le résultat de la vie, qui alors devient
une cause, une force, un principe, n'importe le mot; ou
enfin les deux hypothèses sont également incertaines. Il
n'y a pas d'artifice de langage qui puisse éluder ces termes
de la question; il n'y a pas de subtilité qui puisse se glisser
entre eux. Or, si la vie vient de l'organisme, la maladie en
vient également; là-dessus, point de difficulté entre nous.
Si l'organisme procède de la vie, comme force, l'altération
qui constitue la maladie, ne pouvant porter sur la force,
ainsi que vous l'accordez encore, porte nécessairement sur
l'organisme. Enfin, si le rapport réciproque de l'organisme
et de la vie est absolument inconnu, de quel droit affirmez-
vous que, dans la doctrine que je défends, « la pathologie
exclusivement assise sur les lésions et les troubles organiques aurait à subir tous les reproches adressés à l'organicisme pur » ? Comment pouvez-vous vous prononcer dans

une question que vous jugez insoluble ? Comment affirmez-vous quelque chose de ce que vous déclarez ne pas savoir ? Vous avez dit dans votre première lettre : *La vie est une loi ;* vous dites maintenant : *La maladie est une forme de la vie.* Cela est possible ; mais cela ne décide rien quant à l'origine de la maladie, et votre formule pourrait contenir l'organicisme presque aussi bien que le vitalisme. Pour l'organicien, en effet, si la maladie est un produit de l'organisme altéré, la vie est un produit de l'organisme sain, et la première est si bien, pour lui, une forme de la seconde, que, donnant au jeu des organes sains le nom de physiologie, il donne au jeu des organes lésés le nom de physiologie pathologique, pour exprimer que les lois du mécanisme animal sont les mêmes dans l'état de maladie que dans l'état de santé. Vous n'avez qu'à ouvrir, par exemple, l'*Exposition des principes de l'organicisme,* par un des organiciens les plus résolus de ce temps-ci, par M. le professeur Rostan, et vous verrez que, dans sa doctrine, le rapport de la maladie à la vie est aussi étroit et aussi logique que dans le vitalisme le plus orthodoxe.

Cependant, vous déclarez la guerre à la pathogénie organicienne que je professe. Clairvoyant et réfléchi comme vous-êtes, vous n'avez pas, sans doute, enfoncé votre épée dans des outres gonflées d'air, à l'exemple de l'homme des *Métamorphoses ;* c'est donc que vous avez, *quoique* organicien (je crois l'avoir prouvé), des griefs contre mon organicisme; c'est que vous croyez que cette doctrine est impuissante à rendre raison du fait de la maladie, dans toutes ses expressions et dans tous ses moments. Eh bien ! examinons.

Je remarque d'abord que toute votre argumentation sur ce point est dirigée contre l'école appelée par vous *matérialiste*, et qui considère la vie comme le résultat d'un certain arrangement de la matière. Je ne crains pas de vous que vous imposiez à cette sorte de matérialisme ces conséquences outrées que je dénonçais dans un de mes précédents articles; mais, enfin, je n'ai pas à répondre de cette doctrine, qui n'est pas la mienne; et c'est seulement avec le bénéfice des principes qui me sont propres que je puis accepter une confrontation entre votre conception de la maladie et la mienne. Or, voici votre définition : La maladie est « une *réaction anormale* de l'organisme contre une affection subie par lui. » Et vous ajoutez aussitôt: « Tout est dans cette définition : l'*activité* nécessaire de tout fait morbide envisagé dans sa réalité, sa tendance, plus ou moins libre ou entravée, à la *conservation* de l'organisme, à la réintégration de l'activité hygide ; la *lésion*, enfin, primitive ou secondaire, appréciable à nos sens ou leur échappant. » Il faut que je prouve, ou que ma doctrine satisfait à ces diverses conditions de la maladie, ou que les conditions de la maladie ne sont pas absolument telles que vous les présentez.

Au fond, tout se réduit à une condition unique, qui est l'activité morbide ; car la réaction est l'expression même de l'activité, et la conservation, sur laquelle je m'expliquerai tout à l'heure, n'est que l'effet indirect de la réaction. Est-ce que je supprime l'activité ? Est-ce que je nie la réaction ? Vous le donnez à penser, honoré confrère ; car, d'un côté, vous dites que ce qui est exclu de la définition des organiciens, c'est « l'activité vitale, si souveraine dans la réunion d'actes qui constitue la maladie », et d'autre part, vous condamnez les partisans de la force vitale, ceux que vous appelez des animistes, à toutes les conséquences de l'organicisme. Je pourrais en appeler de cette sentence à vous-même, qui expliquez ailleurs comment les animistes sont en droit de considérer la maladie, non plus comme une lésion, mais comme une *réaction du principe vital* : d'où il suit que l'activité vitale, que la réaction morbide, peuvent très-bien s'accorder avec l'animisme. Mais je n'entends pas tirer avantage de cette concession ; car la source d'où je fais découler la réaction n'est pas celle que nous indiquons. Je prétends, en effet, qu'il suffit à l'organisme, pour réagir, des propriétés vitales dont il est doué, et qui résultent du fait même de l'organisation.

C'est le meilleur de la gloire de Brown d'avoir plus clairement établi et plus finement analysé que ses devanciers les rapports de la fibre organique avec tout ce qui l'entoure. L'*incitabilité* est l'expression générale, parfaitement vraie, de ce fait, que l'organisme entier répond, et que les diverses parties constitutives de l'organisme répondent diversement aux impressions ou à l'incitation des agents extérieurs. L'incitation par un agent étranger à l'organisation normale, l'incitation pathologique, c'est la réaction. Or, qu'est-ce que l'incitabilité aux yeux de Brown? Une propriété de l'organisme, une propriété à laquelle il assigne même un siége précis, qui est le système nerveux ; et comme le système nerveux est partout dans l'animal, partout aussi la réaction peut naître, et toujours elle peut s'étendre à tout l'organisme. La physiologie moderne ne fait que prêter un appui nouveau à ce commentaire de la réaction vitale, en montrant la contractilité mise en jeu par une simple excitation de la fibre, soit directement, soit par action réflexe; d'où il suit qu'avec une atteinte portée à la sensibilité d'un point de l'organisme par un agent perturbateur, on a aussitôt l'augmentation de la contractilité, la suractivité du mouvement, en d'autres termes, le mouvement réactionnel. Mais laissons, si vous voulez, l'explication, et ne gardons que la notion de propriété organique. Je dis que cette notion, non-seulement suffit, mais suffit seule à expliquer la réaction, que celle-ci soit générale ou qu'elle soit locale. Locale, rien de plus simple et de plus intelligible; générale, on le comprendra, pour peu qu'on veuille y réfléchir avec un esprit dégagé. La raison d'être organique, ou le siége propre de l'incitabilité, importent peu dans l'espèce. Que seulement l'incitabilité existe à titre de propriété, et tout s'explique aisément. Si la cause morbide est de celles qui peuvent influencer la masse du composé vivant, comme une certaine qualité de l'atmosphère ou une certaine altération du sang, l'organisme va réagir sur la totalité de ses parties constituantes. Si la cause ne touche qu'une organe, ou seulement quelque point d'un organe, la réaction, d'abord locale, pourra devenir générale de plusieurs manières : tantôt, parce que le système nerveux, à supposer qu'il n'ait pas été l'instrument de la suractivité organique, l'aura néanmoins propagée; tantôt, parce que l'action morbide locale aura eu pour effet d'altérer la nutrition; et que le torrent circulatoire aura reçu, de la partie ainsi altérée, des matériaux imparfaits ou tout à fait hétérogènes (1). Ajoutez que les mille variations, les mille nuances, les mille changements, transitoires ou permanents, qu'on peut supposer dans l'organisation, et qui se répètent dans les propriétés vitales, expliquent suffisamment, avec les qualités diverses des excitants, pourquoi la réaction est si variable dans son intensité, et pourquoi elle peut manquer totalement.

Votre doctrine se prête-t-elle aussi aisément à l'interprétation du fait de la maladie? Permettez-moi d'en douter. Pour que cette doctrine soit rigoureusement exacte, il faut que la maladie soit *toujours* une réaction, puisque, dans votre définition rappelée plus haut, le phénomène de la réaction est tout *le défini* de la proposition. Or, il est abusif de soutenir que, dans la maladie, l'organisme soit invariablement et nécessairement en état de réaction contre une cause morbigène. Vous dites à la vérité, que la résistance active peut être *absolument nulle;* mais vous ajoutez qu'alors la mort est instantanée. En cela, vous êtes conséquent avec vos principes. Si la réaction n'est que l'activité vitale fonctionnant dans des conditions particulières, comme cette activité est *la loi de la vie*, tout tissu qui ne réagit pas meurt. Mais je m'arme de la conséquence pour attaquer le principe, et je soutiens que la réaction, déduite de l'activité primordiale de l'organisme, est proche parente des facultés du principe vital, et qu'elle est plus nominale que réelle. Un membre frappé d'un froid très-intense se sphacé-

(1) Il n'est si petite altération de la nutrition qui ne doive avoir pour effet un changement quelconque dans les qualités du fluide sanguin, et c'est un élément de réaction dont la puissance peut être plus grande qu'on ne le suppose.

lera à l'instant même où il cessera de réagir. Donc il aura
réagi depuis le moment où le froid l'aura saisi jusqu'à celui
de la mortification. Or, dans cet intervalle de temps, les
tissus se sont graduellement refroidis, décolorés, engourdis,
c'est-à-dire que l'activité vitale y sera descendue au-dessous
du type normal. Donc la réaction n'est qu'un degré quelconque de la vie, fût-il inférieur au degré normal, et un
tissu cese de réagir, c'est-à-dire de vivre quand il est
mort, — à moins qu'on aime mieux dire qu'il meurt quand
il cesse de vivre. J'entends bien que le phénomène de la
réaction ne suppose pas nécessairement l'ensemble de
symptômes auquel on donne plus spécialement ce nom, et
qui résulte de l'augmentation de la chaleur et de la suractivité de la circulation; mais encore faut-il quelle soit quelque chose, qu'elle s'exprime de quelque manière, qu'elle
accuse enfin cette *révolte*, cet *effort* de la nature contre la
cause agressive. Rien de semblable n'apparaît dans l'exemple rappelé tout à l'heure et dans beaucoup d'autres, no-
tamment dans les affections chroniques, telles que de vieux
ulcères, de vieilles phlegmasies, de vieilles tumeurs, ou
vous êtes obligé de supposer que *l'affection gagne toujours*
sous l'action persistante de la cause (ce qui n'a pas lieu
ordinairement), ou que la cause *a laissé sur l'organisme une
invincible et mortelle impression* (ce qui ne se comprend
guère dans une foule de cas); — tandis qu'il est si simple
de concevoir une disposition anormale des parties, des
conditions nouvelles de circulation, de nutrition, de sécré-
tion, survivant à une cause depuis longtemps retirée, et
entretenant l'état morbide comme d'autres conditions en-

tretiennent l'état sain, sans la moindre *résistance*, sans le plus petit degré de *réaction*. Et voilà pourquoi il suffit souvent, pour déterminer la guérison, d'un moyen tout à fait inhabile à provoquer un effort de la nature, et capable seulement de modifier les conditions organiques : la compression, par exemple, ou la section de rameaux veineux, ou même des agents médicamenteux propres seulement à coaguler ou à fluidifier l'albumine.

Vous ne voulez pas seulement, honoré confrère, que la réaction soit constante dans les maladies; vous voulez encore qu'elle ait lieu dans une fin préétablie de conservation, et le moyen et le but sont pour vous solidaires à ce point qu'ils se présupposent mutuellement, c'est-à-dire que la réaction est nécessairement conservatrice, et que la conservation n'a lieu que par la réaction. Je me suis déjà si formellement expliqué sur ce point, que je me bornerai à quelques mots. L'animal est un mécanisme; il est fait incontestablement pour durer, pour se conserver plus ou moins longtemps. Ce pouvoir de conservation est attaché principalement à deux dispositions : d'une part, l'agencement des parties constituantes; de l'autre, les rapports de sympathie ou d'antipathie qui existent entre les propriétés de la fibre organique et les objets extérieurs. Or, que la fibre soit impressionnée par un agent antipathique, un miasme, un poison, un air trop froid, un liquide inaccoutumé, etc., elle va souffrir sans aucun doute; la maladie y va prendre naissance; la sensibilité, la motilité organiques y seront modifiées : un trouble surviendra dans le mouvement de composition et de recomposition de la partie ; ce sera la réaction, si l'on veut, et cette réaction pourra avoir pour effet d'éliminer l'agent morbifère. Si la question était limitée en ces termes, il y aurait peu de dissidences entre les médecins ; mais ce qui sème entre eux la division, c'est la prétention d'ériger l'activité vitale en une sorte de providence, attentive et ingénieuse à écarter de l'organisme toute cause de désordre, et de substituer ainsi à la fatalité évidente des lois naturelles et des actes qui en sont l'expression je ne sais quelle sentinelle mystérieuse veillant dans les profondeurs de nos organes et y attendant l'ennemi pour le mettre dehors. Je demande alors pourquoi elle le laisse entrer, et comment il se fait, par exemple, que la muqueuse respiratoire donne librement accés à un miasme délétère dont la bonne Nature se débarrassera ensuite comme elle pourra, et qui, en attendant, portera le ravage dans l'économie. Je demande encore pourquoi le désordre suscité par l'agent morbifère est si souvent tel, qu'il tend directement, sans hésitation, sans relâche, aveuglément, à la destruction graduelle de l'être. Ce sont des questions auxquelles personne, que je sache, n'a jamais répondu, ni ne répondra d'une manière satisfaisante.

Je m'arrête, cher confrère, sans avoir dit la moitié de ce qui était dans ma pensée. Vous savez mieux que moi l'immense horizon qui s'ouvre devant celui qui met seulement le pied sur le seuil d'une pareille question. D'où la nécessité, dans un débat auquel les circonstances imposent d'être court, de s'attacher aux points essentiels de la controverse. On risque bien ainsi de paraître obscur aux yeux de ceux qui ne sont pas familiers avec les idées et la langue de la philosophie. J'ose espérer, par cela même, que ce reproche ne me viendra pas de vous. Si j'ai professé l'erreur, j'aurai du moins l'avantage de l'avoir fait clairement et catégoriquement. Je compte aussi que le caractère un peu personnel de mes doctrines ne sera pas un motif de suspicion auprès d'un esprit aussi habitué que le vôtre à penser de son propre fonds. C'est, à mon sens, un obstacle fréquent à l'avancement des sciences, que les termes routiniers dans lesquels se posent pendant des siècles les grandes questions qui partagent le monde.

Paris, 18 octobre 1855.

A. DECHAMBRE.

LETTRES SUR LE VITALISME.

RÉPONSE

A MONSIEUR LE RÉDACTEUR EN CHEF DE LA GAZETTE
HEBDOMADAIRE DE MÉDECINE ET DE CHIRURGIE.

I

Monsieur et très-estimé Confrère,

Je dois d'abord vous remercier de la bienveillance avec
laquelle vous avez parlé des *Lettres sur le Vitalisme*.
Je suis cependant plus touché encore et honoré par votre
travail à leur occasion, par les considérations étendues
dont vous avez bien voulu les accompagner. Il vous
est dû une rare estime pour le jugement droit et sûr,
pour la convenance parfaite avec lesquels vous savez
toucher au cœur de toutes les questions médicales,
diverses et souvent même opposées entre elles, que
vous amène le mouvement incessant de la presse, des
publications et des sociétés savantes. Vous conduisez
franchement vos lecteurs au plus vif d'un sujet, vous
en signalez avec pénétration les points obscurs ou
incomplets; la discussion ne saurait avec vous s'égarer

7

et devient nécessairement profitable. Ce sont là de sé-rieux services rendus, chaque jour, par *La Gazette Hebdomadaire*, à la vraie science, et qui ne sauraient être assez reconnus et appréciés.

Je vous suis donc particulièrement reconnaissant d'a-voir appelé l'attention sur deux points de doctrine, capitaux on le doit reconnaitre, et d'avoir exprimé votre dissentiment en termes clairs et précis : ces deux points sont, « l'un relatif aux termes dans lesquels doit se limiter le problème de l'organisme vivant ; l'autre concerne la vraie signification et les principes de l'or-ganicisme. » Je vous demande l'autorisation d'y répon-dre sans m'éloigner des limites que vous même avez posées.

Toutefois, permettez-moi de m'engager dans le sujet de cette nouvelle lettre par la courte apologie d'un nom destiné certainement à grandir beaucoup dans les an-nales du Vitalisme. C'est une dette que j'ai à acquitter. Depuis longtemps, en effet, je demeure appliqué à une œuvre qui s'est toujours présentée à moi sous trois as-pects : rester fidèle, en médecine, à la philosophie des causes expérimentales, à l'observation Baconienne si souvent invoquée et si souvent méconnue; — Repousser absolument toute hypothèse en fait de principes pre-miers, assuré que fonder la science sur une hypothèse, même la plus proche du vrai, c'est fonder sur un ter-rain mouvant, et non sur la réalité des choses; —

Rechercher enfin le caractère commun et les vérités évidentes ou cachées qui relient entr'eux les médecins Hippocratistes, les réunissent à travers les siècles, comme les membres d'une seule famille, en laquelle se transmettraient les mêmes convictions et le même génie, et donnent à leur médecine une élévation particulière, un cachet impérissable, tandis que tout s'affaisse et s'éteint autour d'eux. Cette œuvre, sans doute, me fut restée inabordable, si je ne l'eûsse trouvée implicitement et presqu'entière accomplie par un illustre philosophe et médecin, par Frédéric Bérard, l'intelligence la plus lumineuse dont puissent s'honorer les temps modernes de la médecine. Sa courte carrière, toute cachée dans un opiniâtre travail, fut brisée par une mort précoce. Il entrait, quand il succomba, dans toute la possession de son génie; chacune de ses œuvres est profonde; mais sa dernière, *Discours sur le Génie de la médecine et son mode d'enseignement*, peut être citée comme un unique et mâle chef-d'œuvre, capable de fournir sans limites à la plus active méditation. Puissent un jour la philosophie et les hautes études médicales renaître assez pour qu'il me soit permis de réunir pieusement et d'éditer les œuvres diverses de ce grand écrivain, et de relever une mémoire trop négligée.

Si j'ai cru, mon honoré Confrère, devoir commencer cette réponse par le nom de Frédéric Bérard, c'est que je n'ai fait dans mes précédentes lettres que développer la pensée mère de la philosophie qu'il soutenait. Frédéric Bérard est, en effet, le premier qui ait clairement exposé la vie comme une loi suprême et primordiale; qui en ait contenu l'étude en des limites sévères, tout en pénétrant jusqu'au fond réel des choses; qui ayant proclamé, comme Barthez, les principes de la philosophie expérimentale sut y demeurer fidèle, et trouver dans leur application le langage médical le plus pur, les notions saines et les plus éloignées de toute hypothèse. Souffrez que je m'efforce à continuer son œuvre, et entrons en matière.

Il s'agit non de donner la définition, mais d'établir la notion de la vie : car la vie ne se définit pas, elle se montre. Vous m'accordez que pour arriver à la notion de la vie comme fait, il faut rechercher la raison d'être de ce fait, c'est-à-dire, sa cause; et la cause est ce dont l'action rend nécessaire la succession d'un phénomène à un autre. Mais tout dépend de la manière dont on doit interpréter un aussi succint énoncé. Je croyais dans ma première lettre l'avoir suffisamment développé, et avoir établi la signification de ces mots, qui isolés prêteraient autant à l'erreur qu'à la vérité, et conduiraient à l'interprétation sytématique plus encore peut-être qu'à la vérité, tant est glissante la pente à l'erreur. J'y reviens donc pour en établir le vrai sens et le dégager de tout faux mélange.

Bacon et Barthez enseignent qu'on doit se borner à

exprimer l'action et la succession phénoménale, laquelle contient en acte la cause active et réelle, et dans ce cas, on donne la cause d'un fait en traçant l'ordre et la règle souveraine qui le gouverne. « Les phénomènes de la nature, dit Barthez, ne peuvent nous faire connaitre la causalité ou l'action nécessaire des causes dont ils sont les effets : mais seulement nous manifester l'ordre dans lequel ils se succèdent, nous dire quelles sont les règles que suit la production de ces effets, et non ce qui constitue la nécessité de cette production. » C'est dans ce sens que s'exprime aussi le professeur de physiologie de la faculté de Paris, M. Bérard : « Nous ne connaissons les causes premières de rien : les causes premières sont placées à tout jamais au delà de notre intelligence. Qu'est-ce qu'une cause pour nous ? C'est un fait qui en précède un autre et qui parait l'avoir occasionné. » Par contre, nous rejetons la notion opposée, celle qui aspire aux causes premières, qui veut donner la causalité nécessaire, le mode d'action des causes, qui prétend, par suite, révéler le comment et le pourquoi des choses, la production intérieure et fatale des phénomènes. Nous tenons ces recherches pour interdites à l'être fini, qui ne peut posséder la compréhension absolue des choses, parce qu'il n'est pas l'absolu et l'infini lui-même.

Revenons maintenant à notre premier énoncé, et appliquons-le au fait de la vie. Qu'est ici ce dont l'action rend nécessaire la succession des phénomènes supportés par l'être humain ou l'animal? En saine philosophie expérimentale, nous répondons : la vie ou force vitale. Ces deux expressions sont synonymes et nous sommes loin de repousser la dernière; toute existence, tout mouvement, tout corps a pour condition nécessaire une force correspondante et absolument assimilée à lui. Nous ne répondons pas comme d'autres : ce dont l'action rend nécessaire la succession des phénomènes vitaux, c'est un principe vital agissant sur la matière organique. En premier lieu, on accepte pour cause des faits la cause expérimentale, celle qui indique et règle l'enchainement des phénomènes; on observe. En second lieu, on donne la cause première des faits, on en révèle la production élémentaire; on explique.

Mais vie et force vitale sont-elles réellement identiques? Force vitale et principe vital appartiennent-ils réellement à deux ordres différens d'idées, on pourrait dire à deux ordres opposés? quelques explications le prouveront aisément, je crois.

Vie et force vitale ne sont qu'un, ai-je dit; en sorte qu'établir la notion de la vie et la notion de la force vitale, sont une seule et même question. Et en effet, vie et force vitale n'impliquent aucune décomposition, aucun dédoublement de l'être vivant; vie et force vitale ne sont pas plus l'une que l'autre un être substantiel distinct, soit simple, soit composé. Séparées de l'organisme, ni l'une ni l'autre n'existent, en sorte que vie, force vitale, organisme, sont trois termes synonymes, constituent une seule et même chose, vue tout au plus sous des aspects variés. La vie ne saurait se concevoir autrement qu'active, c'est-à-dire, que comme force; et toute force ne se peut percevoir qu'appliquée, réalisée, incarnée pour ainsi dire, organisme en un mot, sinon elle échappe à nos prises et fuit d'une éternelle fuite. Ainsi la vie est force, et la force vitale est la vie. Aucune des deux ne cause et ne domine l'autre, et de même ne cause l'organisme, ne le produit comme un effet, comme un résultat de combinaison. En prononçant le mot de vie, on ne dit rien de la cause première, nécessaire, efficiente qui la produit. On laisse cette cause en dehors, immanente et voilée, raison et substance suprême, mais impénétrable; de même la force vitale ne révèle rien touchant l'existence principe d'où elle émane, et laisse dans ses inaccessibles mystères la substance cause d'elle-même, et possédant la force comme attribut propre. Ainsi vie, force vitale, organisme ne sont qu'un, se pénètrent et se confondent invinciblement.

J'accepte donc comme parfaitement philosophiques ces locutions usuelles, la force vitale créatrice, conservatrice, médicatrice; ou encore les forces vitales sont en excès, ou font défaut, ou sont perverties, ou toute autre formule analogue. On pourrait donc à peu près indifféremment employer l'une ou l'autre expression,

vie , force vitale , organisme ; la première cependant
exprimerait mieux l'ensemble souverain , un et har-
monique des phénomènes vitaux ; la seconde, l'activité
propre ; et la troisième la réalisation visible de ces
mêmes phénomènes. Comme règle générale , je préfère
l'emploi du mot vie, lequel est le plus simple; et surtout
je préfère le seul énoncé des phénomènes, alors qu'il
s'agit de faits secondaires. Je ne suis certainement pas
l'ennemi du langage abstrait , le seul qui convienne
pour exprimer le plus grand nombre des faits médicaux,
et qui est beaucoup plus répandu dans notre science
qu'on ne le croit communément; mais toutes les fois que
sans nuire à la réalité des choses on pourra le diminuer,
lui substituer un langage plus étroitement formé sur
l'organisme vivant , plus astreint à la pure désignation
des faits et des symptômes , ce qui est bien loin de maté-
rialiser la science en la faussant, et de suivre les erre-
ments de l'organicisme moderne, je croirai devoir le
faire, et aider ainsi à la clarté de la science.

Telle était la pensée dominante de Frédéric Bérard,
et sur laquelle il revient souvent , tant elle lui paraît
importer au point de vue de la saine philosophie et du
vrai langage. « Je l'avoue franchement, dit-il, les mots
» de principe vital, de principe d'harmonie, ou tout autre
» analogue, me paraissent trop difficiles à manier pour
» que j'ose m'en servir; je ne me sens point assez de force
» d'esprit, pour m'exposer à la vaine gloire de braver un

» danger que Barthez lui-même n'a pas toujours sur-
» monté , malgré ses intentions formelles et ses protesta-
» tions si souvent renouvelées. D'ailleurs je ne vois pas
» la nécessité d'admettre les mots de ce genre. L'unité
» vitale » (sur laquelle Barthez s'appuyait surtout pour
expliquer et justifier son adoption du principe vital)
« est un fait, elle est l'expression de mille faits ; elle
» constitue le dogme fondamental dans la science des
» êtres vivants. Les preuves que Barthez en a présen-
» tées, et les beaux développements que leur a donnés
» M. Lordat , mettent cette question hors de doute ; mais
» je n'ai besoin que de transformer ce fait en loi. Je ne
» vois point l'obligation de rechercher la cause de cette
» unité , et encore moins de l'indiquer par un mot qui
» ferait entendre que je l'ai trouvée dans des analogies
» avouées ou secrètes prises de l'unité du principe moral
» et de son action. » Plus bas, Frédéric Bérard ajoute
encore : « Je ne puis m'empêcher de reconnaître que ces
» mots (principe vital, principe d'harmonie, ou autre
» analogue), et tout le langage analogue qu'ils consacrent
» consécutivement, ne doivent jeter la science dans les
» hypothèses Stahliennes. Je craindrai même beaucoup
» que ces mots, dans certaines bouches, ne servissent
» déjà à masquer les hypothèses les plus formelles : je
» suis autorisé à le penser par l'importance que l'on y
» attache quelquefois. Si ce ne sont que des mots , ils ne
» valent pas tant la peine de les défendre ; s'ils signifient

» quelque idée, je ne vois pas qu'on puisse soutenir » celle-ci. Ainsi, dans l'un et dans l'autre cas, je crois » que l'on doit rejeter ces expressions. »

C'est pourquoi donc, d'après un passage de ses écrits déjà cité par nous, Frédéric Bérard voulait retrancher complètement des *Eléments de la science de l'homme*, l'expression de principe vital, et lui snbstituer celle de force vitale, en se servant même de celle-ci aussi peu que possible, et en se contentant d'exprimer tout simplement, comme nous le demandons, les diverses classes des phénomènes. C'est qu'en effet, quoique ce mot de force vitale n'exprime aucune entité positive et indique seulement la raison des phénomènes et actions vitales, l'action elle-même considérée abstractivement, cependant ce mot est encore trop voisin de l'existence d'un être simple et actif, puisqu'il n'est peut-être que celui-ci agissant, pour qu'il n'y ait pas danger à l'employer souvent. N'aurait-on pas à craindre qu'on ne finît par céder à la tentation de rapporter la force à une existence que l'on supposerait en être le point de départ, et qu'on ne se servît du terme *force vitale*, comme on se serait servi de celui de *principe vital ?* Ne nous laissons donc pas aller à une confusion dans les mots, qui en entraînerait promptement une pareille dans les idées, si déjà elle n'en découle pas. En m'attachant à la signification rigoureuse des termes, je souscris volontiers et sans réserve, mon savant confrère, à ces lignes que vous avez écrites : « J'admets la force vitale, je l'admets distinctement, sans rien décider de sa source, de son essence, de son mode de rapport avec la matière organisée. » Je n'aurai peut-être à redire qu'au mot *distinctement*, car une force ne saurait être distincte, isolée de toute existence, non réalisée en un mot.

Je veux montrer maintenant, quoique ce qui précède y suffise presque, que le dogme du vitalisme, tel que je l'ai établi, la vie considérée comme loi primordiale, contient cette notion de force vitale, et qui plus est, l'exprime, et en formule les conditions nécessaires ; et enfin que l'hypothèse du principe vital supprime cette même notion de force, inconnue dans sa source, dans son essence, dans son mode de rapport avec la matière organisée, pour substantialiser la force hypothétiquement, pour la transporter à un être imaginaire, supposé mais non démontré.

La loi, en effet, est ici le mot propre et nécessaire. Soit que nous jugions la vie et la force vitale d'après la doctrine des causes expérimentales, et que nous la considérions alors comme un ensemble de mouvements réglés en une succession et harmonie invincibles, comme une force ordonnée en tous ses développements visibles, ce jugement, cette notion de la vie ne peut s'exprimer que par ces paroles : la vie est une loi essentielle et primordiale. Soit encore, que nous tournant vers la cause première, efficiente, substantielle de la vie, nous voulions exprimer qu'elle nous est inaccessible ; que nous devons certainement confesser qu'elle existe, mais que nous ne saurions la préciser aucunement, ni lui donner un nom et un corps quelconque, nous ne pouvons de nouveau traduire ce fait que par les mêmes paroles : la vie est une loi primordiale. Et c'est, qu'en effet, la loi, dit Montesquieu, exprime les rapports nécessaires qui dérivent de la nature des choses, et le seul rapport nécessaire est celui de cause à effet. Or, tout ce qui précède n'est que le rapport nécessaire de cause à effet vu dans sa plus large acception, et appliqué au fait de la vie. Que l'on s'en tienne à l'effet accessible, la succession et l'enchaînement des phénomènes qui constituent la vie, c'est une loi, réalisée, manifestée par l'organisme ; que l'on envisage la cause créatrice, maîtresse immuable de la vie en toutes ses évolutions, mais éternellement voilée au médecin, elle est contenue dans ce mot de loi, car la loi présuppose un législateur. Enfin pour exprimer que la vie est la loi qui domine tout le monde organisé vivant, et que toutes les autres lois qui aident au gouvernement de ce monde, sont secondaires et soumises à la loi suprême de la vie, nous disons la vie est une loi primordiale. La notion de force et la notion de loi sont de même invinciblement liées dans l'ordre entier des sciences : car une force comme une loi n'existent que réalisées, développées par le monde visible ; elles n'ont pas par elles-mêmes

l'existence indépendante et séparée, et toutes deux témoi-
gnent d'une existence supérieure, qui les cause et les
maintient en leur action et développement. De force en
force, de loi en lois supérieures, d'existence en existence,
on est conduit par un enchainement irrésistible jusqu'à
l'infini, jusqu'à l'éternelle activité, qui unifie, en son
incommensurable sein, toute force, toute loi, et toute
substance. L'infini est le seul terme où la substance soit
cause et centre d'elle même; c'est le fécond aboutissant
de l'échelle de causalité.

J'ose espérer, cher confrère, que ces explications jus-
tifieront à vos yeux le conception de la vie comme loi primordiale, et le vitalisme que j'appellerai expérimental
par rapport à ce vitalisme dévié, fondé sur la supposition
d'un principe vital et que j'appellerai hypothèse vitaliste.
J'espère que vous m'accorderez que la notion de cause et
de force, telle qu'on la doit entendre en saine philosophie, se retrouve dans la notion de loi; que la cause
exprimée par le mot loi n'est pas une cause première, et
hypothétique, mais la cause expérimentale livrant sous
l'unité du mot vie la succession et l'enchainement réciproque de tous les phénomènes vitaux; enfin que force,
loi et vie, ne sont pas distinctes, dans cet ordre d'idées,
de l'organisme qui en deviendrait l'effet, mais sont l'organisme lui-même, exposé tel qu'il doit l'être à notre
observation. Je ne saurai donc être entraîné par là sur le
chemin des abimes; je n'aboutirai jamais dans cette voie

à l'animisme de Stahl ; et j'éviterai les écueils où s'est compromis le vitalisme de Barthez et de M. Lordat.

En effet, il me reste à vous prouver que l'hypothèse du principe vital supprime cette même notion de force, inconnue dans sa source et dans son essence, déterminée seulement par l'activité phénoménale, et observée dans cette activité, pour y substituer un être simple, défini, ayant la force et l'activité pour attribut propre, formant la vie par son union avec l'organisme, régnant sur celui-ci, le réglant et le dirigeant. C'est ce que font les partisans, non de la force vitale, laquelle en effet ne décide rien, et laisse de coté la source substantielle d'où elle émane ; mais du principe vital, de l'âme intelligente, de l'âme inférieure, de l'archée, et autres conceptions d'être simple, destiné à produire et à conduire la vie. La notion pure de force est ici rejetée, puisque l'on passe à l'existence active elle-même qui contient la force. C'est donc cette existence, l'être simple et actif que l'on invoquera, et qui expliquera les faits essentiels de la science, envahira la langue médicale, planera sur toutes les théories, sur toutes les déductions scientifiques, sur les descriptions morbides et les déterminations thérapeutiques elles-mêmes.

Combien sont éloignées l'une de l'autre, ces deux notions de la vie que je viens de mettre en regard ! La première se bornant à constater une loi primordiale de tous les êtres organisés et y soumettant toutes les lois secondaires, ne donne pas une explication formelle de la vie, ne fournit pas un système sur ce grand fait. Elle est une doctrine et toute une philosophie qui est celle des sciences naturelles, et contient l'observateur et le savant dans les limites du possible et du vrai; elle assure sa marche et lui est un flambeau au milieu de toutes les obscurités phénoménales, non en en révélant les secrets et la production intime, mais en en montrant l'enchaînement, la liaison profonde, la succession nécessaire. La seconde aspirant à donner la cause première des choses et à formuler le comment de la vie, conçoit une hypothèse, l'impose ensuite à la science entière, qui logiquement ne saurait se constituer en dehors de la conception principe adoptée. Le fait majeur de la vie pénétré dans sa constitution, il faut pénétrer de même tous les autres faits vitaux et médicaux. La maladie en particulier, forme de la vie et qui doit suivre celle-ci en toutes ses destinées, obéit fatalement à la notion conçue sur le grand fait qui la domine. Tout cela constitue dans son ensemble un système, c'est-à-dire, une série de déductions, inévitablement sortie d'une hypothèse première, et tendant à envelopper et à expliquer tout un ordre de choses. L'histoire médicale toute entière est là pour témoigner de l'inexorable fatalité en laquelle se suit dans un système la notion de tous les faits, quelle qu'en soit l'importance. Cette nécessité de suite dans le vrai, mais surtout dans les idées systématiques et dans le faux, constitue toute la philosophie de l'histoire médicale, laquelle est encore à faire.

Enfin pour compléter le parallèle, je répéterai que ces deux notions de la vie se rattachent à deux philosophies opposées, à deux interprétations du mot cause, à deux ordres de causalité. La première sort de cette philosophie large et simple, fondée sur la subordination contingente des êtres et des forces pour atteindre de là jusqu'à la force et jusqu'à l'Être Suprême et nécessaire, pensée des mondes, aspiration de toutes les vies, source éternelle de tout vrai, de tout beau, et du bon. Dans cette philosophie, donner la cause des faits c'est signaler l'ordre vrai et les règles certaines qui président à leur apparition, à leur développement, et à leurs transformations; c'est établir les rapports révélés par l'observation droite des choses; voir ce qui est, ce qui agit et se meut, et chercher la raison de l'existence et du mouvement, non en l'objet que l'on observe, mais dans les rapports de cet objet avec les existences qui le dominent, ou l'environnent et le pressent. La seconde notion qui explique la vie au lieu de l'exposer se rapporte fatalement à cette philosophie qui prétend trouver dans un être fini la cause et la raison de l'existence; qui par conséquent ne saurait logiquement remonter jusqu'à la notion vivifiante de l'infini; demeure enfouie et perdue dans la contemplation d'un être isolé, et est tenue, sans dépasser cette contemplation, de livrer la constitution intime de cet être , la causalité nécessaire de tous les phénomènes dont il est le support. Tentative impossible , et qui se rapporte à une nouvelle entente de la cause en général : la cause est ici la manière nécessaire dont un fait se produit, le mécanisme par lequel s'opère un mouvement, le procédé simple ou complexe qui amène le résultat. Ainsi rechercher la cause d'un phénomène , c'est chercher par quel mode il s'effectue ; la trouver , c'est pénétrer le secret de la production phénoménale. La raison , le commencement et la fin de cette étude sont contenus dans le sujet étudié lui même.

En invoquant cette dernière sorte de causes , on décompose la vie ; et si l'on pouvait tenir en main les parties constituantes, le résultat de la décomposition, et en déterminer la pénétration, l'union véritable, on reconstituerait la vie, on la saurait faire de toutes pièces. Dans l'autre ordre de causes , on se borne à la narration logique , régulière, philosophique de la vie et de ses manifestations et conditions diverses. On réalise ces paroles de Frédéric Bérard : « L'observation directe et intuitive de l'organisme vivant sain et malade , voilà la source de la vraie science médicale. »

Mais me dites-vous, honoré confrère, qui n'a pas la prétention d'étudier la loi de la vie ? « Si la loi de la vie signifie la succession et la relation réciproque des phénomènes par lesquels la vie se manifeste, c'est un objet de recherches ouvert à toutes les doctrines et accepté par toutes. » Combien il serait à désirer qu'il en fût vraiment ainsi ? Mais hélas! ne peuvent étudier, dans sa réalité simple et sévère, la loi de la vie, ceux qui fournissent une explication même du fait de la vie. Ce premier pas fait hors de l'observation pure des choses, tous les autres prennent même chemin. Pour les médecins systématiques, la succession et la relation réciproque des phénomènes vitaux doit être soumise à la conception première, à l'hypothèse adoptée sur la vie ; il faut plier tout ce que l'on voit et observe des manifestations vitales à ce que l'on s'est imaginé relativement à leur source. Il ne faut pas qu'aucun fait secondaire vienne contredire le fait principe. De combien d'efforts destinés à réduire violemment en une harmonie impossible l'homme malade et l'idée préconçue de la vie et de la maladie, n'avons-nous pas été les malheureux témoins ? Et la pratique n'a-t-elle pas été trop souvent compromise par cette funeste influence !

Nous l'avouons pourtant, mais en en tirant avantage, le vitalisme expérimental simple et droit semblerait ne pouvoir pas être repoussé. Rejetant toutes les hypothèses, ouvert à toutes les vérités comme à tous les faits, il devrait être la bannière de ceux qui proclament l'observation pour leur guide unique et souverain. Il en sera ainsi dès qu'il sera nettement compris, et que dans ses données, en apparence, timides et réservées, on aura perçu une fécondité sans bornes. Dès qu'il sera devenu la loi dominante et l'esprit même de la science, l'observation vivifiée saura comprendre le sens et la portée, la raison et la fin des actes vitaux ; l'intelligence de ce grand fait général et synthétique appelé maladie pénétrera la médecine entière, et la renaissance des grands problèmes, des hautes questions, renouvellera la science et l'animera en la fortifiant.

J'espère maintenant pouvoir vous faire accepter ce que présente de juste la comparaison de la vie, loi des corps organisés, et de l'attraction, loi du monde inorganique ; quoiqu'en général je tienne fort peu aux comparaisons en médecine. Ces rapprochements très-bien développés, en effet, par M. Cayol dans la *Revue Médicale*, et signalés, avant lui, par M. Lordat et par Frédéric Bérard, sont plus réels et philosophiques que ne le sont d'ordinaire les rapprochements. L'attraction est une force aussi bien qu'une loi ; la loi exprime ici et contient la force, comme il en est pour la vie, force et loi tout ensemble. Pour l'attraction et pour la vie, la loi est l'expression du développement, de la manifestation nécessaire, de l'incorporation obligée de la force. Les mondes sont à la première ce que l'organisme est à la seconde, la réalisation de la force, sans laquelle la force s'évanouirait en chimères. Il n'y a pas plus d'attraction ou force attractive distincte et séparée des corps, qu'il n'y a de vie ou force vitale distincte et séparée de l'être vivant. Ainsi attraction et force attractive sont identiques comme vie et force vitale. L'une exprime les rapports et les mouvements des mondes, comme la vie exprime les rapports et les mouvents organiques. L'une et l'autre se ramènent à l'atòme et à la molécule ; car en face de l'infini , il n'y a pas plus de distance entre les soleils et les mondes qu'il n'y en a entre les atòmes qui constituent le plus petit corps. Ainsi la force attractive ou attraction est inhérente au dernier atòme des corps inorganiques, comme la force vitale ou vie l'est à la moindre molécule des corps vivants. J'accepte donc pleinement le beau passage de Newton que vous citez; mais la dialectique Barthézienne devra le rejeter. Au lieu de *vis gravitalis*, M. Lordat exigerait *principium gravitalis* ou *principium gravitale ;* il dirait non pas, *vis formatrix*, mais *principium formatrix ;* comme Barthez créant son *principium vitale* dans son *Oratio Academica de principio vitali hominis.* C'est inévitablement ce à quoi Newton aurait été conduit, s'il eût raisonné comme Barthez le fit après lui. Il aurait constitué un être simple , une substance, un principe attractif doué de la force attractive, et attirant entr'eux depuis les atòmes jusqu'aux corps célestes, au lieu de simplement établir les lois d'attrait des corps sous le nom clair et modeste, et surtout abstrait, d'attraction. Je pourrai donc répéter, pour y souscrire sans réserve, ces lignes de Newton , car elles résument les règles philosophiques et la doctrine médicale que je défends : *Exposer la vie comme la gravitation, mais n'en pas assigner ni rechercher les causes ; éviter tout ce qui est hypothèse, métaphysique, ou physique, ou occulte, ou mécanique, parce que l'hypothèse ne doit pas trouver place dans la philosophie expérimentale.* Le pur vitalisme est là, formulé par Newton lui-même.

Mais creusons encore notre sujet et demandons-nous si on ne saurait aller de la force vitale à une substance d'où procèderait cette force, à un principe vital enfin. De l'unité vivante et douée de force, ne peut-on passer au dualisme de l'être vivant, et dédoubler ce dernier en substance simple, active, douée de la force, et en aggrégat organique soumis à l'être simple? Rien dans l'observation n'autorise cette hardiesse. Ce serait transgresser les lois de la philosophie expérimentale, créer une hypothèse sans utilité, mais non sans inconvénients; sans utilité, car cette hypothèse de quelque côté qu'on l'envisage ne saurait conduire à rien, ni éclairer l'observation; elle arriverait, au contraire, à fausser gravement cette dernière. Quelque réserve, en effet, que l'on apporte à la délimitation de cette hypothèse, ce n'est pas moins prétendre à expliquer le principe des choses, dessein qui suppose une présomption ou une capacité infinie comme la nature. C'est donc une témérité sans excuse. En application, les résultats en sont fatalement mauvais; car une hypothèse pareille ne peut jamais être la vérité absolue ni se dégager de toute erreur; la vérité absolue, touchant le monde des causes premières et des corps simples considérés en eux-mêmes, nous sera à tout jamais fermée ; nous n'enfanterons donc à ce sujet qu'images trompeuses. On pose ainsi comme dominant la science une supposition qui ne peut être absolument vraie. Descendant ensuite des hauteurs, la supposition va toujours grandissant, comme une ombre qui s'allonge en s'éloignant du faîte où jaillit la lumière ; elle finit enfin par envelopper la science entière, par la dénaturer toujours, par la façonner à son image propre, au lieu de la livrer expression fidèle des faits et de la nature. Newton n'aurait-il pas défiguré la physique entière, si au lieu de simplement observer les lois de la nature, et d'appeler attraction cette grande loi qui régit les mouvements des corps, il eût imaginé un principe attractif ? Et encore eut-il pu le faire avec moins de dommage pour sa science, où la marche droite est tracée, où les déviations sont plus difficiles à cause de la constance du sujet observé, de son immobilité ou mieux de sa marche régulière et fixe devant l'observateur ; tandis qu'en médecine les dérèglements sont si faciles, le sujet observé est si mobile, si variable ! La moindre erreur au principe de la science grandit et se multiplie sans cesse dans la suite des faits (1).

(1) **Frédéric Bérard** écrivait une page que je retrouve et transcris ici, tant elle se rapporte étroitement aux idées que j'ai développées ci-dessus : « La marche de Barthez est-elle » plus sévère que celle de Newton ? Les mots de *principe* » *attracteur ou attractif, principe de rapprochement, de* » *mouvement* même si l'on veut, quoique dans le fait plus

Ma sévérité envers ceux qui tendent à établir pour principe de la médecine le dualisme de la matière vivante est-elle condamnable par cela que le dualisme de l'homme a préoccupé dans tous les temps les plus glorieuses intelligences, et qu'un problème, auquel se sont heurtés tous les grands penseurs, ne saurait être, à votre sens, nul de soi, fiction pure, recherche stérile. Ici, monsieur, je vous demanderai d'établir une distinction,

» indéterminés que celui d'attraction, et correspondants à
» la dénomination de principe vital, seraient-ils d'un emploi
» plus facile que celui d'attraction ? Le nom de *principe de
» mouvement* toucherait aux hypothèses les plus absurdes
» qui aient été introduites dans la physique, à celles qui
» ont arrêté ses progrès pendant si longtemps ; et l'on peut
» affirmer que la science n'échapperait point aisément aux
» inconvéniens dont ce mot la menacerait sans cesse. Il
» deviendrait impossible à l'esprit le plus sévère, de parler
» chimie une demi-heure seulement, en se servant d'une
» expression de ce genre. Reste à savoir maintenant, si la
» physiologie n'a point à redouter les mêmes dangers d'un
» mot analogue ; elle qui, depuis sa première origine jusqu'à
» nos jours, a eu la plus grande peine à se défendre de
» l'erreur par laquelle on attribuerait les phénomènes de
» l'économie vivante aux affections d'un principe intelligent,
» sensitif ou instinctif ; ou pour mieux dire, elle qui n'a jamais
» mais complétement résisté à cette opinion hypothétique ;
» elle, dont tous les faits même paraissent porter à une erreur,
» que l'on n'évite pas toujours par la réserve philosophique
» la plus craintive, et par la conviction profonde des incon-
» véniens auxquels expose cette première idée. » Quelle droite raison dans ces paroles et que n'a-t-elle trouvé plus d'échos !

et de séparer, de la médecine, la philosophie proprement dite , la métaphysique et par-dessus tout les révélations et enseignements surnaturels. Vous ne m'accuserez sans doute pas d'être l'ennemi des études philosophiques pures. C'est l'initiation à toute grande chose. Retrouver, dans la pensée infinie et dans l'infinie étendue, la pensée de l'homme et les corps visibles, est l'œuvre suprême et nécessaire de qui veut puiser à la source de toute certitude. C'est par là seulement, j'ose le dire, qu'on peut atteindre à la conception nette de la philosophie expérimentale et des conditions de l'observation véritable ; j'espère un jour établir clairement ces vérités. Que le métaphysicien donc, étudiant la pensée, se croie autorisé à la rapporter à une substance simple, active, pensante, ayant conscience d'elle-même, qu'il établisse l'âme, en un mot, comme un dogme et une existence démontrée : c'est là l'objet de son étude. Mais maintenons l'autonomie de notre science, et dégageons-la des préoccupations étrangères.

C'est la grande leçon léguée par Hippocrate. Entre Socrate et Platon , Hippocrate ne resta certainement pas indifférent aux questions élevées par le génie de ses contemporains. Sans doute même on pourrait dans ses écrits retrouver les traces des opinions qu'il s'était formées sur ces matières ; mais il sut faire éclater la mâle vigueur de son esprit en traçant à la médecine son véritable terrain, en la constituant indépendante, dans son génie propre, dans sa logique, dans son objet, dans son but, dans la contemplation de la nature vivante, en un mot. C'est là l'immortel caractère des Aphorismes, des Épidémies, des Prénotions Coaques, de tous les livres hippocratiques. C'est même ce qui fait d'Hippocrate le véritable révélateur des saines doctrines en médecine, du vitalisme expérimental, auquel se rattachèrent, dans la suite des temps, tous ceux qui méritèrent le nom d'Hippocratistes, et qui se formule par ces simples mots que nous faisons revenir si souvent; la vie est une loi primordiale. Cette glorieuse mission d'Hippocrate a été signalée déjà par bien des médecins, et lui-même l'a résumée en ces quelques paroles : « Concluons qu'il faut transporter la philosophie dans la médecine, et la médecine dans la philosophie. »

Ceci, très-honoré confrère, me conduit à justifier le caractère et le nom d'animisme que je crois devoir appliquer à l'œuvre de ceux qui, de la vie ou force vitale, croient devoir passer à de prétendus êtres ou fantômes d'êtres correspondants à cette force, et en ordonnant la réalisation et le but. Je prends ici cette expression animisme dans le sens du mot latin *anima*, *air*, *souffle*, et par grossière assimilation être simple, âme, en général. C'est qu'en effet le caractère commun de toutes ces hypothèses est d'admettre une substance simple animant la substance composée. Je sais bien que de l'âme de Stahl au principe vital de Barthez, il y a bien des variations sur la nature et les attributs de la substance simple. Ces variations, ces différences, si grandes qu'on les suppose, ne sauraient rien changer à l'espèce. Toutes n'appartiennent pas moins à une même philosophie, toutes visent pareillement à dédoubler l'organisme. J'accorderai volontiers que le principe vital est mieux accommodé que toute autre hypothèse aux faits médicaux, est en rapport plus intime avec la force vitale ou vie, laquelle est l'objet propre de la médecine. Toutefois, dès qu'on établit des suppositions, les interprétations diverses surviennent nécessairement, et une assiette ferme ne saurait jamais être établie. L'âme de Stahl retrouve des défenseurs, et on peut lui attribuer la vie comme la pensée ; d'autant mieux que tout est profondément enchaîné dans l'économie vivante, et que la séparation absolue des phénomènes est difficile à déterminer.

Je sais bien encore que depuis Barthez surtout, le mot Vitalisme réveille en général l'idée d'un principe vital, d'une âme inférieure constituant la vie par son union avec l'organisme, et gouvernant toutes les manifestations dont ce dernier est le support. Cette notion altérée du vitalisme s'est facilement propagée ; elle était, en effet, séduisante, aisée à percevoir, parce qu'elle présentait comme raison de la vie une cause concrète, ayant corps et existence par elle-même ; en un mot, elle offrait une figure au lieu d'une abstraction. D'ailleurs la popularité vient plus, en médecine, aux produits de l'imagination et à la simplification arbitraire des faits, qu'à la vérité pure, dégagée de formes et de fictions, et provenant uniquement de l'observation droite et réelle des choses. Mais telle est l'œuvre à accomplir aujourd'hui : ramener à la simplicité et à l'unique vrai la doctrine médicale : restituer le vitalisme dans sa véritable notion et acception ; et pour ce, prendre le mot dans son sens franchement étymologique : Vitalisme, c'est-à-dire, doctrine fondée sur la vie, et rien que sur la vie, et non sur les fictions qu'on en peut concevoir. Rien dans la composition de ce mot, n'implique l'idée d'un principe vital et d'un agrégat matériel distincts.

Aussi bien, en ramenant le vitalisme au sens étymologique, nous le ramenons au vrai sens historique : le vitalisme est, en effet, le lien commun qui relie entr'eux les médecins Hippocratistes de tous les temps ; sans que le dogme soit nettement formulé, il est implicitement reconnu par chacun d'eux. Il constitue à Hippocrate la plus illustre famille dont l'histoire des connaissances humaines porte le témoignage. Depuis la renaissance des lettres surtout, elle remplit nos annales, et nos grands noms lui appartiennent presque tous : ce sont, par exemple, Sydenham, Baillou, Houllier, Duret, Fernel, Sauvages, Bordeu, Torti, Sarcone, Boerhaàve, Hoffmann, Stoll, de Haën, Storck, Van-Swiéten, Lorry, Fouquet, Hildembrand, Borsieri, le plus pur de tous peut-être, et tant d'autres encore. Elle a constitué nos plus célèbres écoles, celles de Montpellier, de Leyde, de Vienne, d'Italie, l'ancienne Société Royale de médecine de Paris, si justement renommée, et dont les mémoires, surtout ceux de constitutions médicales, sont des modèles de médecine vitaliste et hippocratique.

Tous ces médecins, grands praticiens surtout, ennemis réels de l'hypothèse en fait de principes, malgré leurs erreurs dans les détails, leurs explications fausses et inutiles de l'origine des maladies, se transmirent un même culte, celui de la nature, et se vouèrent passionnément à la suivre, à la comprendre, à la servir, à l'imiter ; et tous par ce mot de nature, entendirent une même chose, sans songer à la définir. En cherchant à en donner la définition la plus simple, la plus rapprochée de l'observation et de la réalité des choses, on possède toute la philosophie médicale. La nature, dirons-nous, est la loi suprême de tous les mouvements, de toutes les résistances, de tous les efforts de l'être vivant, de toutes les manifestations de la vie. Les médecins Hippocratistes, à l'imitation de leur maître immortel, n'ont pas eu d'autre doctrine que l'observation de cette loi.

Voilà, très-cher confrère, une lettre déjà bien longue, et pourtant je n'ai touché qu'à la première série des questions que je comptais aborder. Je n'ai pas su réduire des développements que vous trouverez peut-être dépassant la mesure, ni éviter des répétitions qui me paraissaient devoir accumuler plus de clartés en mon exposé. Mais enfin, j'étudiais les vérités premières, et je tiens que les bien établir, c'est assurer le reste. Plus longtemps on s'arrête aux principes, plus rapidement on franchit les espaces qui suivent. J'ai cru voir d'ailleurs que vous aimiez cette manière, et ce m'a été un encouragement à ne pas la quitter. Permettez-moi de vous adresser encore quelques pages, et ce seront les dernières; je les consacrerai plus spécialement à l'interprétation de la maladie. Car vous êtes convaincu, comme moi, qu'établir dans son interprétation véritable le fait général de la maladie est l'œuvre finale et majeure de tout ce qui est doctrine médicale; trop d'efforts et de méditations ne sauraient y être apportés.

II

Monsieur et très-honoré Confrère,

J'ai à vous suivre maintenant, dans les chemins qui vous ont conduit de la conception d'un principe vital à un organicisme décidé, à une conception de la maladie dans laquelle toute action d'un principe vital est annulée, de sorte que la maladie entière ne dérive plus que des lésions de la matière organique, ou du trouble apporté dans de prétendues propriétés résultantes de l'organisation. Permettez-moi de douter que vos restrictions puissent rapprocher le point de départ et votre point d'arrivée.

Vous admettez comme cause de la vie un principe vital animant la substance organique; je dis principe vital, et non force vitale, quoique vous vous serviez indifféremment de l'une ou de l'autre expression, parce que je dois choisir celle qui rend le mieux votre pensée, et que la lecture attentive de votre écrit m'a prouvé que vous ne considériez l'expression force vitale que comme synonyme de la première. J'ai déjà exposé, dans ma précédente lettre, les raisons qui m'empêchent d'accéder à

cette assimilation de langage; je m'en autorise pour substituer souvent, dans l'exposé de vos idées, le principe
vital à la force vitale, d'autant mieux que votre argumentation ne peut s'adresser qu'à une substance-prin-
cipe, et non à une force indéterminée dans sa source.
Vous admettez donc un principe vital ; vous cherchez
même à caractériser son action, et vous la fixez ainsi :
« Je ne demande à la force vitale (c'est-à-dire au principe
vital) que la détermination de la forme, et sous ce mot,
je n'entends pas seulement la forme extérieure, la délimitation des surfaces, mais la forme interne, le rapport
réciproque des parties composantes, en un mot, tout
l'homme et toute la plante. Je lui demande de faire que
toutes les molécules qui s'ajoutent à l'œuf imprégné soient
agencées de telle manière qu'il en résulte, non une masse
quelconque, mais un être animé ; non un être animé
quelconque, mais tel ou tel être, selon, je le répète,
qu'elle se jouera à travers tel ou tel milieu matériel. Je
lui demande enfin d'être conservatrice, en même temps
que formatrice, c'est-à-dire de continuer son action pendant toute la durée de l'être. La mort de l'être sera la
conséquence nécessaire du retrait de cette force. Voilà
ma force vitale. »

Je ne sache pas, monsieur, que les plus outrés partisans du principe vital lui aient jamais demandé plus
que vous ne lui attribuez. Former l'être animé et le conserver, ces mots ne contiennent-ils pas toute l'action

possible? Pouvez-vous supposer un acte vital qui ne soit soumis à cette action majeure? Lequel serait-ce? La calorification, la nutrition, ont-elles d'autre fin que de former l'être vivant, que de le faire vivant, et la conservation de l'être est-elle possible en dehors de ces fonctions majeures? Le principe vital peut-il présider à la forme de l'être si nettement définie par vous, peut-il en assurer la conservation s'il ne préside à l'une et à l'autre de ces fonctions générales? Il faudrait pourtant qu'il en fût ainsi, pour qu'on pût les soustraire à l'action directe et permanente du principe vital. D'un autre côté, la calorification et la nutrition peuvent-elles s'opérer en dehors de l'innervation, de la fabrication du sang et de la circulation? Je vous ramènerai ainsi de fonction en fonction, d'appareil en appareil, d'organe en organe, de fibre en fibre, jusqu'à la dernière molécule animale, et partout nous trouverons inséparable, immanent, le principe vital, la cause de la vie. Vous le reconnaissez du reste vous-même; vous avez dit, en effet : « La vie n'a qu'un terme apparent la molécule, et il s'agit de savoir comment cette molécule vit, sent, se meut, sans y être sollicitée autrement que par une force interne, » et cette force interne est pour vous le principe vital. Je le demande encore, que peut-il y avoir au-delà de ces termes? Le principe vital forme, entretient, ordonne, anime toutes les molécules vivantes, toutes les fibres du composé, tous les organes, tous les grands appareils, toutes les fonctions de l'économie, et de là arrive à les unifier, à leur donner la forme, l'harmonie, l'action d'un tout vivant, d'un être indépendant et animé. Ainsi, non-seulement le principe vital régit toutes les fonctions, mais encore il en établit la coordination, la convergence vers une même fin ; il compose l'unité vivante.

Je sais très-bien que l'arrangement et la disposition matérielle des tissus, appareils et organes, est nécessaire à l'exercice de ces fonctions ; que si les rapports et la structure des parties n'étaient pas agencées à cette fin, la fin ne serait pas atteinte. Mais cela ne va pas contre l'action et l'influence du principe vital sur ces parties et fonctions. Car c'est lui d'abord qui effectue et gouverne cet arrangement, les dispositions et les rapports des parties constituantes de l'organisme, puisqu'il forme l'organisme, et qu'il le forme tel ou tel; c'est lui ensuite qui le conserve, et vous n'ignorez pas qu'ici la conservation est une création continue, et que l'économie subit un mouvement incessant de composition et de décomposition. Enfin, de ce que le principe vital a besoin d'instruments convenablement disposés pour se réaliser et engendrer, ou du moins, maintenir la vie, il ne s'ensuit aucunement que l'instrument puisse être considéré en dehors du principe, et que l'étude des fonctions puisse lui être soustraite. Tout au contraire, car s'il n'animait plus l'instrument, celui-ci ne ferait plus partie d'un être organisé vivant ; ce ne serait qu'un débri de matière,

9

gardant à peine pour quelque temps, mais immobile la forme à laquelle il était parvenu sous l'empire de son union avec le principe de vie; ce ne serait qu'un cadavre dont l'étude peut être utile au médecin, mais qui n'offre plus l'objet ni le sujet de la médecine.

Dès lors donc que l'on place à l'origine de la science de l'homme la reconnaissance d'un principe vital, ce principe domine l'économie tout entière, et aucun des phénomènes ou actes dont l'économie est le support ou l'instrument ne saurait lui être étranger. Le principe vital jouit donc là d'une faculté suprême et absolue, et je ne saurai comprendre comment vous pourriez le dépouiller de cette faculté mère. Que signifie, en effet, le mot faculté? pouvoir de faire; or, le principe vital, à votre sens, peut former et conserver l'organisme, c'est-à-dire tout faire, comme il résulte de ce que j'ai établi ci-dessus; il a donc la faculté, et nécessaire, de créer l'organisme, et de maintenir sa création à travers l'âge, en la continuant. Maintenant, suivant que l'on envisage l'action de cette faculté souveraine dans telle ou telle fonction particulière, on spécialise l'action de cette faculté, on en fait même, par une légitime liberté de langage, une faculté secondaire du principe vital, mais dérivant de sa puissance première et générale; en un mot c'est une face de cette puissance. Je laisse de côté bien entendu cette multiplicité de principes simples, ces archées ayant chacun un gouvernement à part, sous la direction et la surveillance d'un archée suprème; si ces suppositions ne sont pas simplement nominales, mais sont tenues pour réelles, elles constituent une série d'hypothèses que je n'ai pas à combattre ici, vu qu'elles ne sont pas en cause, ni présentées par personne aujourd'hui. Mais, le principe vital admis, on ne saurait lui refuser a faculté ou les facultés de remplir sa mission une, et à la fois ses fonctions diverses, réalisant ainsi la diversité pour et dans l'unité : on ne saurait donc dire que les facultés du principe vital sont purement nominales et sans existence réelle, puisqu'elles sont son action et son existence elle-même. A moins que le principe vital ne soit lui-même purement nominal, c'est-à-dire rien.

Tout ce qui précède peut se résumer et trouve sa raison dans un seul mot : Le principe vital est actif de sa nature; présent partout dans l'organisme, et agissant sans cesse sur l'organisme et par l'organisme, il imprime pareillement à ce dernier, en le vivifiant, un cachet suprème d'activité. Or, tout être actif a des facultés, à l'inverse de toute substance passive qui n'a que des propriétés. Ainsi l'être humain a la faculté de parler et de marcher. Les automates de Vaucanson avaient la propriété de dire des mots et de se mouvoir. D'un côté, la spontanéité, la détermination active, les actes en un mot; de l'autre, la passivité, les résultats de l'organisation, les propriétés inhérentes à la matière et à son arrangement particulier.

Or, l'activité nécessaire du principe vital et celle subséquente de l'organisme, qui font que toute manifestation organique ne se peut concevoir qu'active, constituent, à mon sens, la supériorité de cette hypothèse sur toutes les hypothèses de l'organicisme, lequel est incompatible avec l'activité, et ne peut reconnaître que des propriétés résultant de l'organisation. Avec l'hypothèse du principe vital, toutes les grandes vérités de la science et de l'art sont sauvées, car elles résident toutes dans l'activité ; avec l'hypothèse des propriétés organiques, elles sont perdues, et l'art véritable se perd avec elles. En effet, dans l'hypothèse vitaliste telle que vous l'admettez, la maladie doit être essentiellement considérée comme un acte ou ensemble d'actes ; elle est une affection du principe vital, découle de l'affectivité de ce principe vital, et présente, comme second ordre de phénomènes, une réaction de la puissance vitale contre l'affection ressentie par elle. Remarquez que je dis affection et non altération ou lésion du principe vital ; l'affection ne convient qu'à un être essentiellement actif, et peut même s'appliquer à l'être moral, qui est une activité pure. L'altération ou lésion ne peut s'appliquer qu'à un composé, dépourvu de spontanéité et d'activité. L'idée de maladie emporte donc ici l'idée d'activité, et cette activité emporte l'idée de but, c'est-à-dire celle de la nature médicatrice. C'est tout le fondement de la médecine. Quelle que soit même la conception qu'on se fasse de la substance simple préposée à la composition et à l'animation de l'être, que ce soit l'âme intelligente et prévoyante de Stahl, qu'on admette même, avec Van-Helmont, plusieurs principes simples ou archées, dès que l'on introduit l'activité dans l'organisme et dans les conceptions médicales, on peut faire encore de la noble science, on peut pratiquer un art élevé. Si même négligeant des notions auxquelles bien des grands médecins ont porté peu d'attention, on se borne avec ces derniers à comprendre et à méditer le dogme de la nature médicatrice, si on en mesure toute la féconde influence, on aura une philosophie médicale suffisante, la philosophie médicale clinique, celle que l'on peut invoquer tous les jours au lit du malade, qui illumine l'étude des maladies et toutes les déterminations thérapeutiques. (1)

(1) Je retrouve cette même pensée dans la belle préface, *de natura medicatrice*, placée par Gilibert en tête du livre célèbre d'Antoine de Haën, *Prælectiones in Hermanni Boerhaavii institutiones pathologicas.* J'en reproduis le passage suivant, résumé hippocratique des considérations que nous venons d'émettre : « Stahlianorum præjudicia! evellere non placet, ut pote praxim veram non perturbantia : etenim mechanici *Boerhaaviani* et animistæ organici, pari veneratione naturam salutant. Sit hæc natura virium mechanicarum concursus, aut sit ens activum immateriale! nihil ad nos reffert; sufficit ut clinici, utriusque sectæ agnoscant observationibus innumeris, ratum esse et inconcussum iisdem organorum motibus qui vitam conser-

Telles sont, honoré confrère, les notions générales de la maladie auxquelles vous devriez aboutir, ce me semble. Toutefois, vous les repoussez, quoiqu'elles tiennent par un lien indissoluble à votre point de départ, et vous entrez de plein pied dans les conceptions organiciennes de la maladie, après les avoir rejetées relativement au fait suprême de la vie. Ces conceptions organiciennes se réduisent à placer la maladie dans les altérations de structure et dans le trouble des propriétés organiques.

De même que j'ai pu de votre notion première, de votre adoption du principe vital, vous conduire logiquement à une interprétation correspondante de la maladie; de même, je pourrais maintenant, de votre interprétation organicienne de la maladie, vous faire remonter à une conception analogue de la vie, c'est-à-dire à l'affirmation première du matérialisme, que vous rejetez cependant.

vant, etiam causas morborum eliminari : hi motus sint effectus immediati principii vitalis cæci aut cogitantis, aut sint actiones mere mechanicæ ! dum modo similes observentur effectus, scilicet vitæ conservatio, morborumque sanationes sponte peractæ, nihil mutabitur in exercitio Medicinæ; sed aliud evenit si natura non est morborum medicatrix, si crises nec non coctiones nullo tempore morborum observantur, si solis et numerosis compositis sæpe adhibitis medicamentis sanantur morbi, si in acutis præter regimen, venæ sectiones; emetica, cathartica, quaque die evadunt necessaria; si his omissis sicut asserunt medici, hi semper agentes, aut ægroti certe moriuntur, aut diutius ægrotant miserrime. »

Qu'est-ce, en effet, que la maladie, sinon la vie considérée en un temps et dans des conditions déterminées; qu'ont en vue les définitions de la maladie, sinon de fixer simplement ces conditions au milieu desquelles la vie s'exerce temporairement? En un mot, la maladie est une forme de la vie. Or, la notion qui contient la raison et l'explication de la vie, en général, doit contenir la raison et l'explication de la vie dans telle ou telle condition particulière. Par suite, la raison et l'explication de la vie, en quelque condition que ce soit, doit convenir aussi à la vie considérée dans son ensemble; et surtout l'une ne peut pas aller à l'opposé de l'autre. C'est ce que vous-même reconnaissez dans ces lignes : « Pour l'organicien, en effet, si la maladie est un produit de l'organisme altéré, la vie est un produit de l'organisme sain; et la première est si bien, pour lui, une forme de la seconde, que, donnant, au jeu des organes sains, le nom de physiologie, il donne au jeu des organes lésés, le nom de physiologie pathologique, pour exprimer que les lois du mécanisme animal sont les mêmes dans l'état de maladie que dans l'état de santé. » Vous vous condamnez par là vous-même à envisager la vie et la maladie d'après les mêmes données, et vous subissez si bien cette influence, que vous vous y rendez; car en affirmant l'organicisme, vous affirmez ici le matérialisme, dont la formule la plus simple et la plus claire est certainement celle que vous donnez en ces mots : La vie est un produit de l'organisme sain , la maladie un produit de l'organisme altéré.

Mais, j'accepte en elle-même et indépendante de toute notion de la vie, la notion de maladie que vous me présentez , et je l'examinerai sommairement au point de vue de l'activité morbide, qui est, comme vous le reconnaissez, le fait capital. Je le dis hardiment, dans la maladie considérée comme produit, lésion de tissu, trouble dans une ou plusieurs propriétés organiques, non seulement le dogme de l'activité nécessaire, et ayant un but pareillement nécessaire disparait, mais même on n'y saurait retrouver la moindre trace d'une activité momentanée, contingente, fugitive. Et en effet, l'idée de propriété inhérente à la matière organique , et l'idée d'activité et de faculté appartenant à l'être , s'excluent absolument. Permettez-moi d'appeler encore votre attention sur le sens véritable et trop souvent méconnu de cette expression , propriété, dont il est fait un si fréquent usage en médecine. Qui ne dit et ne répète, effectivement, ces mots, propriété vitale , sans penser, par ces seuls mots, faire profession de matérialisme médical ? Bien des vitalistes, et parfois même, incidemment, Frédéric Bérard, emploient ces termes, sans remonter à la signification réelle que j'essaye de rétablir ici. Tous les systématiques ont basé leurs hypothèses sur ces expressions , et sur l'interprétation qu'ils en ont donnée. Prenons, par exemple, l'excitabilité de Brown , que vous citez , laquelle ,

suivant vous, « est l'expression générale, parfaitement
vraie, de ce fait que l'organisme entier répond, et que
les diverses parties constitutives de l'organisme répondent
diversement aux impressions ou à l'incitation des agents
extérieurs. » Que devient la maladie dans cette hypothèse? Si l'incitation des agents extérieurs faiblit au-
dessus de la limite normale, il y aura diminution de
l'excitement, maladie par asthénie; si l'incitation extérieure augmente et dépasse la mesure voulue, il y aura
augmentation de l'excitement, autrement dit sthénie.

Augmentation ou diminution de la propriété vitale,
telle sera la maladie. La maladie est ici évidemment
passive : l'organisme ne la constitue pas par lui-même,
elle est supportée par lui et effectuée sur lui; elle ne peut
pas ne pas se produire telle ou telle; elle est un effet
nécessaire, une suite fatale du trouble apporté dans
l'état des propriétés de l'économie. La maladie n'est
donc pas un acte, ni une réunion d'actes convergeant
vers un but déterminé; car un acte est spontané, appartient en propre à l'individu qui l'accomplit, est une détermination toute personnelle, et en rapport avec la
nature et le mode de sentir et de réagir de l'être; la
même cause agissant sur des personnes différentes ne
provoquera pas des déterminations pareilles; celles-ci
devront varier à l'infini, suivant la nature innée ou
acquise, fixe ou temporaire de l'individu. Une propriété,
au contraire, est de soi invariable; elle ne peut changer

que du plus au moins, mais ne peut pas ne pas répondre aux causes extérieures qui doivent la mettre en jeu ; si elle ne répondait pas, elle ne serait plus propriété inhérente et nécessaire, elle serait anéantie.

Permettez moi une comparaison qui achèvera de faire ressortir la différence entre un mécanisme à propriété et un être doué d'activité : Soit une locomotive qui a la propriété de marcher suivant une certaine vitesse, tant que tel feu dure, et que les ressorts sont libres et intacts. Si le feu faiblit, la vitesse faiblira, il y aura marche anormale et diminuée, c'est l'asthénie ; si le feu s'éteint, la machine s'arrête, c'est la mort, suite d'asthénie. Si le feu s'accroit outre mesure, la locomotive accélère sa marche, se précipite, il y a sthénie ; et si l'énergie excessive du feu se maintient ou s'accroît, la locomotive s'use rapidement, ou se brise en éclats ; c'est la mort par sthénie. Peut-on prétendre que cette locomotive est spontanée dans sa marche, qu'elle se détermine, qu'elle accomplit un acte enfin ? Nul ne l'oserait ; elle entre en mouvement, le conserve ou le perd, s'arrête ou se brise, en vertu de ses propriétés intactes ou troublées, et de la disposition de ses parties constituantes. L'acte n'appartient qu'à l'être doué de facultés, et non à ce qui possède des propriétés ; et ce ne sera jamais que par abus de mots qu'on parlera des facultés ou de la faculté d'une locomotive.

S'il n'y a pas action, il ne saurait y avoir réaction. Lorsque dans le système des propriétés organiques, on

explique comment un dérangement local dans l'équilibre
de ces propriétés arrive à se généraliser, on pense donner
la raison et l'explication des réactions générales. Mais ce
dernier mot est employé à faux ; il ne saurait y avoir ici
de réaction d'ensemble , c'est-à-dire , des soulèvements
spontanés de l'organisme contre une affection générale
ou locale. On montre seulement comment un dérangement local occasionne un dérangement général; comment
le tout souffre de la souffrance d'une partie. Mais ce trouble général est de même ordre que le trouble local , et
n'est pas plus actif que ce dernier.

Si du système des propriétés organiques on passe à
cette autre forme de matérialisme qui n'a trait qu'à la
structure et à la composition des organes , ou que l'on
relie entre eux ces deux ordres d'hypothèses, comme
l'avait fait Broussais, la passivité de l'être et de la maladie
est tout aussi visible, si même elle ne l'est davantage.
La maladie provient ici de l'altération locale et se géné-
ralise , soit parce que le système nerveux propage l'impression morbide, soit parce que l'affection locale, comme
vous le dites , aura eu pour effet d'altérer la nutrition,
et que le torrent circulatoire aura reçu de la partie ainsi
altérée des matériaux imparfaits ou tout à fait hétérogènes.
Il y a là ébranlement et réponse générale de l'organisme,
envahissement progressif et généralisation plus ou moins
rapide de la maladie-altération , et non une réaction
proprement dite , pas plus générale que locale. Nous

pouvons comparer cette transmission de désordres et
d'altérations, à celle qui s'opère dans notre locomotive
lorsqu'un ressort ou une soupape sont hors des conditions
voulues. Le fonctionnement de la machine entière est à
la suite promptement troublé. Si la partie dérangée est
peu importante le trouble sera de même; si au contraire
elle est essentielle, tout s'ébranle, et une commotion
violente, la destruction de la machine sont à redouter.
Nous retrouvons ainsi les deux images de la maladie,
appartenant l'une au système des propriétés organiques,
de la médecine appelée physiologique par Broussais,
l'autre à l'organicisme pur que professent aujourd'hui tant
de médecins. L'une et l'autre peuvent et doivent se combiner souvent, l'altération des propriétés amenant les
lésions de tissus, et réciproquement; c'est, par exemple,
l'irritation de Broussais amenant toujours l'inflammation
et les lésions propres à cette dernière, comme le feu en
excès sous la chaudière à vapeur entraine bientôt tel ou
tel désordre matériel dans la machine.

Telle est donc la maladie sortie du matérialisme médical. En la plaçant comme origine dans les propriétés
organiques, on aboutit forcément à une dichotomie morbide invariable, et que Brown, Rasori, Broussais n'ont
fait que tourner et retourner. Exaltation, affaiblissement
de ces propriétés, toute la médecine a été renfermée là.
Les conséquences théoriques torturaient et faussaient toute
la science, les conséquences pratiques étaient désastreu-

ses ; et cela pourtant a été accepté par la foule des médecins ! Cette division dichotomique en plus ou en moins, appartient exclusivement au système des propriétés vitales, et ne saurait en rien être imputée à la notion d'un principe vital. Celui-ci n'est pas réduit dans la maladie à une augmentation ou à une diminution d'action, de force, d'énergie ; mais il offre tous les modes de perversion possible, peut être impressionné et agir de toutes les façons, tellement même que nous ne pourrions déterminer toutes les sortes d'actes réalisables par lui, et que l'observation nous en garde toujours de nouveaux.

Une remarque à faire, c'est que les médecins partisans des propriétés organiques avaient constitué une science présentant un critérium, un principe de certitude. La vérité de ces propriétés étant, en effet, démontrée à leurs yeux, elle commandait et assurait tout le reste de la science, et surtout la pratique. Aussi ces médecins furent-ils, en général, convaincus, dogmatiques, violents dans leurs assertions. Il en est autrement de ceux qui rattachent directement la maladie aux lésions des solides et des liquides, et considèrent ces lésions comme cause première de tous les désordres. Le caractère logique de cette médecine doit être de constituer un immense catalogue de lésions, de signes, de symptômes, formant par leur assemblage une foule d'états morbides, mais n'ayant aucune autre signification que celle d'une énumération purement descriptive. Rien dans cette compréhension et description de la maladie ne révèle un être actif ayant ses tendances et ses éloignements , éprouvant tels ou tels besoins, redoutant telle ou telle influence, marchant plus ou moins librement à un but. Le cachet principal de cette histoire des maladies est de ne contenir aucune suggestion thérapeutique ; rien n'y indique au praticien où il doit tendre , ni ce qu'il doit faire ; rien par suite ne lui indique si ce qu'il fait est bon. Aussi cette science en a-t-elle appelé pour trouver une certitude , à un mode nouveau de jugement en médecine , à la méthode numérique , aux statistiques sur l'emploi des médications. Mais comme les statistiques peuvent être contradictoires, et qu'il est souvent fort difficile de choisir entre elles , l'organicisme conduira fatalement au doute en thérapeutique ; tout y sera contesté , soutenu , nié , affirmé avec une égale raison. Ainsi rigueur et précision dans les descriptions exclusivement phénoménales , fluctuation extrême et doute absolu sur les questions de traitement, ce double caractère de la médecine moderne était inscrit d'avance dans les principes auxquels elle s'inspirait. Heureusement , l'organicisme et les organiciens sont souvent infidèles à eux-mêmes et à leurs dogmes , et se rendent encore à des vérités qui leur répugnent , mais que l'évidence des faits et les grandes traditions leur imposent. Cela seulement a sauvé la médecine entre leurs mains.

J'arrive enfin, très-honoré confrère, à ma position dans le débat, ou plutôt à la position que j'entends faire au vitalisme, et que vous désirez éclaircir. J'ai pris, pour un instant, au début de cette lettre, la défense du principe vital, et j'ai tâché de montrer sommairement comment son adoption, au sommet de la vie, commandait qu'on en acceptât l'action dans l'interprétation de la maladie; et surtout qu'on ne pouvait considérer l'organisme, qu'il avait fait actif, comme un assemblage de tissus et d'organes mis en jeu par des propriétés. Je pense avoir pleinement justifié ma préférence pour le principe vital en fait d'hypothèses, et sa supériorité sur toutes les autres hypothèses médicales, surtout sur les hypothèses dites physiologiques et organiciennes. Mais je blâme, dites-vous, comme oiseuse et entachée d'ontologie la recherche du principe vital, et je ne saurai consentir à y placer le mobile de la maladie. Rien n'est plus vrai, et j'espère que ma précédente lettre rendra maintenant facile et brève une explication à ce sujet, et fera clairement comprendre l'interprétation de la maladie, telle que je vous l'ai donnée dans mon exposé antérieur.

En effet le principe vital écarté, sur quoi fonder la maladie? Sur l'organisme, ainsi que vous me le dites, mais sur l'organisme conçu au véritable point de vue vitaliste. Ce ne sera donc pas « sur l'organisme cause de la vie, laquelle est alors un résultat, un effet, » ce qui est la notion matérialiste de l'organisme et de la vie, et constitue le fondement de l'organicisme pur; non plus aussi « sur l'organisme résultat de la vie, laquelle alors devient une cause, une force substantialisée, un principe,» ce serait retomber dans l'hypothèse du principe vital ; sur quel organisme donc? Sur l'organisme, ni produit de la vie, ni produisant la vie, ni effet, ni cause, mais envisagé dans son indécomposable réalité, dans sa vivante et invincible unité, manifestant incessamment la vie comme une loi suprême, impénétrable dans ses profondeurs, réalisation irréductible de la force vitale, vie, force vitale et lui-même, tout à la fois; ayant pour attribut premier, comme nous l'avons démontré dans nos lettres, une activité soutenue, attribut majeur, et dont Burdach faisait l'essence même de la vie; la vie en son essence, disait-il, est une activité permanente et nécessaire.

De cette activité nécessaire découle un but nécessaire aussi ; car une activité voulue dans l'ordre des choses et qui n'aurait aucune fin ne se peut concevoir. Ce seraient des actes ayant leur raison d'être, leur cause, et ne tendant à aucune fin, à aucune réalisation, ce qui est incompatible. Or, il n'est qu'un but nécessaire à un être agissant, c'est celui de sa conservation et de son développement. Par conséquent le but général de la vie, sans cesse flottante et en mouvemement dans le monde extérieur, toujours placée entre un développement imparfait ou un déclin imminent, ce but règle de toute l'évolution vitale est nécessairement la conservation, l'effort actif à l'accroissement, au maintien, à la défense de l'économie, à la longévité enfin. C'est là ce que l'on a désigné sous les noms de nature formatrice, pour les premiers développements du germe jusqu'à l'acquisition de la forme organique définitive; de nature conservatrice pour les autres phases normales de l'existence; et que nous allons retrouver dans la maladie, nature médicatrice. La vie donc, sous toutes ses phases, pourrait être définie non-seulement une activité permanente, d'après le physiologiste allemand, mais encore une activité formatrice, conservatrice et médicatrice.

De ces données premières à la notion de la maladie, le chemin est large et droit : nous avons d'abord à inscrire l'activité nécessaire de tout fait morbide, et par conséquent à considérer la maladie comme un acte ou un ensemble d'actes ; à indiquer la tendance de ces actes, leur but inévitable qui est celui de tous les actes vitaux, la conservation de l'organisme, et plus spécialement dans la maladie, la réintégration de l'activité hygide. Enfin, ces deux conditions en supposent une troisième, la cause, qui soulève dans l'organisme une activité anormale, destinée non plus à conserver ni à défendre, mais à lutter contre le mal et à guérir. Pour exprimer d'un mot cette cause lésante, qu'elle provienne du dehors ou du dedans, du monde extérieur ou du monde intérieur, et pour l'exprimer par ses effets directs, seule manière dont nous puissions l'apprécier, le terme consacré est affection. Nous définissons donc la maladie : une réaction anormale de l'organisme contre une affection subie par lui. C'est le résumé de tout ce qui précède : activité; tendance médicatrice; lésion enfin, primitive ou secondaire, appréciable à nos sens, ou leur échappant; la lésion non plus isolée, ni passivement supportée, mais associée à la vie, liée à la réaction, causée ou causante, établie enfin dans tous ses rapports vrais avec les actes vitaux qui se groupent autour d'elle.

L'organicisme va directement contre la notion d'une maladie active, constituée par un effort de l'organisme contre une cause affective. Au lieu de chercher dans une activité ordonnée la raison de la conservation de l'organisme, et des guérisons dues aux seules forces de la nature, on la cherche dans la constitution même du mécanisme humain, et dans le rapport et la fixité des propriétés organiques. Vous l'avez ainsi exposé dans ces lignes : « L'animal est un mécanisme; il est fait incontestablement pour durer, pour se conserver plus ou moins longtemps. Ce pouvoir de conservation est attaché principalement à deux dispositions : d'une part, l'agencement des parties constituantes, de l'autre, les rapports de sympathie ou d'antipathie qui existent entre les propriétés de la fibre organique et les objets extérieurs. » C'est la négation claire de l'activité animale et de son but préétabli, de la nature médicatrice, en un mot.

Me demanderez-vous maintenant une démonstration de cette nature médicatrice sur chaque fait médical, à chaque acte morbide? Ce serait là un travail de chaque jour, et sur lequel on pourrait fonder une clinique féconde et vraiment propre à former des médecins. Et ce travail deviendrait promptement accessible aux jeunes et studieuses intelligences; car je le crois, de sa nature, pénétrant, entraînant les convictions, devant trouver peu d'esprits rebelles parmi ceux qui s'y livreraient de bonne heure, naïvement et sans prévention. Mais quand même un pareil travail serait difficile dans son absolue généralité, quand je serais impuissant à vous donner cette démonstration, cela ne prouverait que mon impuissance, mais ne saurait rien prouver contre la nature médicatrice; car celle-ci est démontrée comme nécessaire, comme invinciblement liée à l'activité humaine, hygide et morbide, et par des déductions qui ne sauraient être affaiblies.

Toutefois, examinons en quelques mots les exemples allégués par vous contre l'effort médicateur : dans un membre soumis à l'action continue d'un froid intense, la nature médicatrice se fait jour par la résistance à l'action du froid, résistance réelle alors même qu'elle est surmontée. Un membre vivant ne subit pas l'action du froid comme un corps inerte. Pareillement lorsque la muqueuse respiratoire laisse librement entrer des miasmes délétères, n'en accusons pas plus la nature médicatrice que nous ne l'accuserons de la fracture d'un membre sous une violence extérieure. Les voies respiratoires sont ouvertes à l'atmosphère, et y puisent des éléments nécessaires à l'entretien de la vie. Si des éléments morbigènes sont mêlés à l'air respiré, ils seront fatalement absorbés avec lui, deviendront une cause morbide, affecteront l'organisme d'une certaine manière, et c'est contre cette affection morbide que réagira l'économie, que s'élèvera la nature médicatrice. Je crois donc facile de prouver cliniquement l'intervention constante de la nature médicatrice; engagée dans une lutte douteuse, triomphante ou vaincue, agissant ouvertement ou cachée dans les mystérieuses évolutions de l'acte morbide, on la peut toujours retrouver, agent nécessaire de la guérison, quand elle est possible, ou résistance à la destruction; puissance qui guérit ou avec laquelle on guérit, et qui n'est vaincue qu'à la dernière heure.

Mais le vitalisme expérimental ne saurait accepter la nature médicatrice que sévèrement établie sur la réalité des choses, et non défigurée par nos conceptions aventureuses. Le sens doctrinal de cette notion a été, en effet, doublement altéré par bien des médecins, sans compter ici ceux qui la nient. Les uns lui ont accordé le discernement et la volonté d'un être intelligent, qui veut toujours le bien et ne saurait s'égarer; les autres en ont fait une force aveugle, entrainant au mal comme au bien, aussi souvent nuisible qu'utile. Erreur des deux parts: la nature médicatrice n'est ni intelligente et libre, ni aveugle et insensée. Elle exprime une activité nécessaire, réglée souverainement pour tout un ordre de faits, mais soumise à toutes les vicissitudes et déviations que les faits particuliers lui impriment. Les médecins qui l'ont faite particulièrement intelligente, et l'ont considérée comme attribut de l'âme, l'ont dénaturée en la mettant, non plus en rapport avec les conditions du fait spécial auquel elle se lie, comme l'acte est lié à la cause qui le suscite, mais en la plaçant au-dessus de ce fait pour le régir en maîtresse absolue, tant qu'elle subsiste comme existence, ou attribut d'existence. Pour eux, la réaction mûe par un être intelligent et doué de discernement ne saurait être détournée ou empêchée par des obstacles tenant aux conditions particulières de la lésion, ou de l'individu lui-même. Ceux qui, au contraire, considèrent la nature médicatrice comme une force aveugle, agissant à tout hazard, réalisant indifféremment le bien et le mal, dénaturent en sens inverse les termes constituants de la maladie et leurs rapports ; ils ne contemplent que l'affection, la placent au-dessus de la réaction, méconnaissent même cette dernière, et dès-lors ne sauraient, avec raison, admettre que le mal qui nous frappe suscite réellement la force qui nous guérit. Pour comprendre sainement la nature médicatrice, il faut considérer la maladie dans son ensemble d'actes, incessamment gouvernés par deux faits : l'affection, et la réaction de l'organisme contre l'affection. Dans cette lutte, l'organisme obéit à des lois peu nombreuses, établies en vue de tout un ordre de choses, absolument bonnes dans cet ensemble, telles même qu'il ne nous est pas donné d'en imaginer d'autres, ni de meilleures; mais ces lois ne sont pas réglées en vue de tel ou tel cas spécial, en sorte que le procédé curateur général peut devenir mauvais par une condition déterminée. La source et la nécessité de l'art de guérir sont là : d'un côté, surveiller la nature médicatrice, afin que par excès, défaut, ou direction mauvaise, elle ne pèche pas; de l'autre, surveiller l'affection, la lésion, agir sur elle autant que possible, afin qu'elle n'oppose pas à la réaction qui se meut contre elle, des obstacles ou insurmontables, ou devenant cause de troubles dans la réaction, d'empêchement à la guérison, ou d'imperfection de cette guérison.

Mais il est temps de m'arrêter, monsieur, et je dois laisser de côté le monde entier des vérités médicales qui se rapportent à la nature médicatrice. Celle-ci, en effet, n'est pas seulement l'âme des maladies, elle est l'âme de la médecine entière. Toute bonne description des maladies, toute certitude en thérapeutique ne saurait provenir d'une autre source. C'est pour l'avoir méconnue, que nos maîtres du jour tracent ces descriptions froides et inanimées, imitées de la description des phénomènes de la matière brute, et remettent en question, sans pouvoir rien résoudre, toutes les médications traditionnelles. J'appelle surtout votre attention sur ce dernier point : sur quel fondement aujourd'hui peut-on

juger, et juge-t-on tout ce qui est action thérapeutique?
Les chiffres qui forment l'unique base de ces jugements.
inspirent-ils encore la moindre confiance? Peut-on les
accepter sérieusement et leur accorder une vraie valeur
scientifique? Ne peut-on nier avec eux les meilleures
choses, et soutenir les pires? Doivent-ils enfin constituer
notre critérium? Et, sans les chiffres, où rencontrer dans
l'ordre des idées modernes, un point d'appui de quelque solidité? La discussion dernièrement engagée à
l'Académie sur les sétons, les exutoires et la méthode
révulsive, nous offre un frappant exemple des faits
que j'avance ici. Voyez le genre d'argumentation em-
ployée, le fonds avec lequel on fait un brillant discours
sur ces questions de pratique. Quelle utilité possible à
retirer d'une discussion ainsi abordée et soutenue? Quel
résultat, sinon de tout ébranler vainement, de jeter
le doute dans les esprits? Mais un précepte sage et médical, la croyance raisonnée, forte et à la fois réservée,
sur ces agents thérapeutiques, ne sauraient sortir de ces
combats de paroles, où la pensée manque, où la connaissance des lois de la nature reste muette et non
invoquée. Il en eût été tout autrement de ce débat, et
il nous eût instruit, si l'on eût étudié l'action des révul-
sifs et des exutoires sous cet unique et simple rapport:
sont-ils selon les vœux, les besoins et les opérations de
la nature? et si de là, on eût, à la lueur de cette notion
féconde, recherché les indications particulières de cha-

que exutoire, pour arriver aux règles de leur emploi (1).

Je voudrais en terminant avoir assez d'autorité pour exhorter la jeunesse médicale de ce temps à reprendre les dogmes Hippocratiques, et surtout celui de la nature médicatrice, qui dans son expansion contient les autres. Comme tous les dogmes simples, il a besoin d'être long-temps médité, d'être appliqué avec une constance fixe, pour conduire lentement à concevoir en lui et à vivifier par lui tous les faits vitaux et la science entière. Mais j'ose l'assurer ici, il n'en est pas de plus fécond, et auquel on finisse par s'attacher avec plus de passion.

Je vous dois, cher confrère, un dernier remerciment pour l'attention que vous m'avez prêtée, et sans retour ni réserve, je soumets ces dernières lettres à votre critique. Si je n'ai su porter la conviction dans votre esprit, n'en accusez pas trop les doctrines émises, mais moi seul qui n'aurai su les envelopper d'assez de clartés, ni vous les présenter dans leur légitime développement.

(1) Ces lignes étaient écrites bien avant que n'eût été prononcé le remarquable discours de M. Parchappe. L'Académie de médecine a entendu là de simples, profondes et vraies paroles. Le vitalisme aussi nettement et sévèrement compris à l'avenir devant lui; il amènera sûrement les générations nouvelles à l'intelligence des grandes traditions et des vérités immuables.

FIN.

PUBLICATIONS DE VICTOR MASSON

BORSIERI (J. B.), de KANILFELD. — INSTITUTS DE MÉDECINE PRATIQUE. Des Fièvres et des Maladies exanthématiques fébriles, traduits et accompagnés d'une étude comparée sur le génie antique et l'idée moderne en médecine, par le docteur P. E. CHAUFFARD. Paris, 1855, 2 vol. grand in-8.   16 fr.

CHOMEL (A. F.). — ÉLÉMENTS DE PATHOLOGIE GÉNÉRALE. Quatrième édition, revue et augmentée. Paris, 1856, 1 vol. grand in-8.   9 fr.

FAGET (de la Nouvelle-Orléans). — ÉTUDES SUR LES BASES DE LA SCIENCE MÉDICALE et exposition sommaire de la doctrine traditionnelle, ouvrage couronné par l'Académie de médecine de Caen, 2e prix exceptionnel (médaille d'or). Paris, 1856, 1 vol. grand in-8.   7 fr.

SCHREBER. — SYSTÈME DE GYMNASTIQUE DE CHAMBRE MÉDICALE ET HYGIÉNIQUE, ou Représentation et description de mouvements gymnastiques n'exigeant aucun appareil ni aide et pouvant s'exécuter en tout temps et en tout lieu, à l'usage des deux sexes et pour tous les âges, suivie d'applications à diverses affections; traduit de l'allemand par H. VAN DOORT. Paris, 1855; in-8 avec 45 figures dans le texte.   2 fr. 50.

GAZETTE HEBDOMADAIRE de Médecine et de Chirurgie, bulletin de l'enseignement médical, publié sous les auspices du ministère de l'Instruction publique, organe de la Société médicale allemande de Paris, de la Société de médecine du département de la Seine, de la Société anatomique. Rédacteur en chef le D' A. DECHAMBRE.

LA GAZETTE HEBDOMADAIRE paraît tous les vendredis, depuis le 7 octobre 1853. Prix de l'abonnement : Un an, 25 fr.; six mois, 13 fr.; trois mois, 7 fr.

www.ingramcontent.com/pod-product-compliance
Ingram Content Group UK Ltd.
Pitfield, Milton Keynes, MK11 3LW, UK
UKHW021934070726
13614UKWH00001B/427